Optimale Ernährung für Krebspatienten

Ein umfassender Ernährungsplan zur Stärkung der natürlichen Heilkraft Ihres Körpers in Zusammenarbeit mit Ihrem Arzt für eine maximale Genesung

Johanne M. Martinez

Dieses Buch ist ein Sachbuch. Die in diesem Buch bereitgestellten Ratschläge und Informationen basieren auf dem Fachwissen und der Erfahrung des Autors. Es ist nicht als Ersatz für medizinischen Rat gedacht. Konsultieren Sie immer einen Arzt, bevor Sie Änderungen an Ihrer Ernährung oder Ihrem Behandlungsplan vornehmen.

Haftungsausschluss

Der Autor und der Verlag lehnen jegliche Haftung oder Verantwortung gegenüber natürlichen oder juristischen Personen für Verluste oder Schäden ab, die direkt oder indirekt durch die in diesem Buch enthaltenen Informationen verursacht wurden oder angeblich verursacht wurden.

Hingabe

Möge dieses Buch den tapferen Seelen, die durch die stürmischen Meere der Krebsbehandlung navigieren, als Leuchtturm dienen, der Sie in den sicheren Hafen der Gesundheit und des Wohlbefindens führt.

Denken Sie daran, dass Sie wie Brokkoli sowohl robust als auch nützlich sind. Möge Ihr Geist so unerschütterlich bleiben wie eine gut verwurzelte Karotte und Ihr Lachen so ansteckend wie eine ansteckende Kalorie.

Dieses Buch ist jedem Patienten, Pfleger und Gesundheitskämpfer gewidmet. Mögen Sie auf diesen Seiten Kraft und Humor angesichts der Widrigkeiten finden.

Wenn Grünkohl Muskeln hätte, würde er jetzt seine Muskeln für Sie spielen lassen!

INHALTSVERZEICHNIS

Einführung.. **6**

Der Umgang mit Krebs: Die emotionalen und körperlichen Auswirkungen..................... 19

Warum Essen wichtig ist: Fakten von Fiktion trennen. 25

Kapitel 2: Die Wahrheit über Nahrung als Medizin ... 37

Ändern Sie Ihre Einstellung zum Essen...................... 45

Kapitel 3: Zusammenarbeit mit Ihrem Ärzteteam...... 60

Verstehen Sie Ihre spezifischen Bedürfnisse und Diagnose 67

Kapitel 4: Makronährstoffe und Mikronährstoffe verstehen 76

Entmystifizierende Makronährstoffe: Protein, Kohlenhydrate und Fett....................................... 83

Die essentiellen Mikronährstoffe: Vitamine, Mineralien und Antioxidantien... 91

Müdigkeit: Strategien für mehr Energie 111

Übelkeit und Erbrechen: Lebensmittel zur Linderung und Unterstützung... 117

Durchfall und Verstopfung: Ernährungsumstellung zur Linderung.. 122

Wundheit im Mund: Wählen Sie beruhigende und nahrhafte Optionen.. 127

Geschmacksveränderungen: So passen Sie Ihre Ernährung an, um mehr Spaß zu haben 136

Kapitel 6: Mit der Nahrung ein starkes Immunsystem aufbauen **141**

Ernährungsstrategien zur Stärkung der Immunfunktion 156

Lebensmittel, die reich an immunstärkenden Nährstoffen sind 160

Kapitel 7: Pläne für unterschiedliche Ernährungsvorlieben **185**

Mahlzeiten passend zu den einzelnen Behandlungsphasen 193

Tipps zur praktischen Essensvorbereitung und -planung 205

Kapitel 8: Einen nachhaltigen Lebensstil aufbauen .. **216**

Gesunde Essgewohnheiten auch nach der Behandlung beibehalten 216

Kochtipps und einfache Rezepte für alltägliche Mahlzeiten 220

Eine positive Einstellung bewahren und Erfolge feiern 229

Danke schön! **236**

Einführung

Lebensgeschichte: Sie können den Krebs wieder besiegen

Ich dachte immer, das Leben wäre einfach: Hausaufgaben fertig machen, Lieblingssport ausüben, ins Bett gehen, wiederholen. Kinderleicht. Ich lebte in einer Illusion, selig ahnungslos, welche Wunder und Tragödien das Leben im Handumdrehen über einen bringen kann. Eines Tages wurde ich auf die harte Tour mit der Realität konfrontiert.

Ich glaubte, mein Leben in vollen Zügen zu genießen. Ich wachte auf, machte mich fertig und ging zur Schule, aber irgendetwas fühlte sich komisch an. Vielleicht machte mir das Essen in der Cafeteria zu schaffen, oder vielleicht hatte mein Körper etwas gegen mich im Schilde geführt. Trotzdem besuchte ich jede Vorlesung und hatte einen ziemlich guten Tag. Ich sagte meiner Familie nichts und verhielt mich wie immer, gesund.

Eine Woche verging und ich beschloss schließlich, meiner Mutter alles zu erzählen. Ich sagte ihr, dass ich mich komisch fühlte, als hätte mein Körper seinen eigenen Willen. Sie erzählte das meinem Vater, der Arzt ist. Er gab mir ein paar Tabletten und schickte mich ins Bett.

Am nächsten Morgen war ich noch im Traumland, als ich die Hand meiner Mutter auf meinem Bauch spürte, die wahrscheinlich prüfen wollte, ob ich mich über Nacht in einen Superhelden verwandelte. Stattdessen fühlte sie etwas Seltsames.

Mein Bauch fühlte sich an, als würde er für eine Rolle in einer Rockband vorsprechen. Sie flippte aus und rief meinen Vater an, der entschied, dass wir ins Krankenhaus müssten.

Nach zwei Stunden des Stocherns und Stocherns schlug der Arzt vor, dass wir für eine bessere Behandlung in eine andere Stadt fahren sollten. Meine Eltern fragten mit zitternder Stimme: „Eine andere Stadt? Warum? Was ist los, Doktor?"

Der Arzt ließ die Bombe platzen: „Ihre Tochter zeigt Symptome einer schweren Krankheit. Ich vermute, es ist Krebs." Der Boden unter ihren Füßen rutschte weg. Tränen flossen, Fragen flogen und der Arzt, offensichtlich in Eile, entschuldigte sich und ließ uns in einem Meer aus Verwirrung und Angst zurück.

Das war unsere erste ernsthafte Familienkrise. Alle waren sprachlos und ich begann, selbst mit den einfachsten Aufgaben zu kämpfen. Sich zu bewegen, zu gehen und ins Bett zu steigen, wurde zu einer Herkulesaufgabe.

Endlich bekamen wir eine Antwort: das Tata Memorial Hospital in Mumbai. Wir mussten innerhalb von zwei Tagen abreisen. Es war das zweite Stadium von Eierstockkrebs und die Spannung lag schwer in der Luft.

In dieser Nacht sah ich meinen Vater weinen wie nie zuvor. Ich wollte ihn trösten, aber ich war zu schwach. Ihn weinen zu sehen, brach mir das Herz und ich konnte meine eigenen Tränen nicht zurückhalten.

Es war unser schlimmster Tag überhaupt. Ich wusste nicht viel über Krebs, nur dass es eine Einbahnstraße zu einem beängstigenden Ort war.

„Krebs? Wie lange habe ich noch?", fragte ich und fühlte mich wie in einem Horrorfilm. Der Arzt erklärte, es sei das Ende des zweiten Stadiums und der Krebs habe sich ausgebreitet. Ich verstand kaum, aber das Gesicht meines Vaters sagte alles. Die Papiere wurden unterschrieben und bald war ich im Operationssaal. Wie durch ein Wunder war die Operation erfolgreich.

Sie können sich diese Phase nicht vorstellen. Ich erzähle Ihnen ein anderes Mal mehr darüber. Gerade als ich dachte, es könnte nicht schlimmer werden, standen Prüfungen an. Der Arzt sagte, ich könne das Krankenhaus nicht verlassen, aber ich bestand darauf. Ich musste meine

Abschlussprüfungen ablegen. Er lehnte zunächst ab, aber nach langem Bitten erlaubte er mir, zu den Prüfungen nach Hause zu gehen.

Ich habe sie mit Bravour bestanden und eine respektable Note der ersten Liga erreicht. Mein Vater, der mit über 95 gerechnet hatte, war nicht begeistert, aber unter den gegebenen Umständen habe ich mich meiner Meinung nach ganz gut geschlagen. Ich wurde zu einer Quelle der Inspiration für meine Schulkameraden und bewies, dass ich selbst im Angesicht des Krebses meine Ziele erreichen konnte.

Der Krebs hat mich viel gelehrt. Er nahm mir einen meiner Eierstöcke, gab mir aber eine neue Perspektive auf das Leben. Ich erkannte, dass Krebs meinen Körper berühren konnte, aber nie meinen Geist, mein Herz oder meine Seele. Im Leben geht es darum, Herausforderungen anzunehmen und sich zu beweisen. Es ist wirklich einfach – machen Sie es nicht kompliziert.

Ich habe viele schwere Zeiten durchgemacht und habe noch viele Jahre zu leben, aber ich bin dankbar für die Erfahrung. Sie hat mir geholfen, mein verborgenes Potenzial zu entfesseln. Im Leben geht es darum, zu entdecken und zu lernen. Wenn Sie sich nicht weiterentwickeln, verpassen Sie etwas. Sie können mit der Masse mitgehen oder auffallen; die Entscheidung liegt bei Ihnen.

Ich liebe es zu reisen, neue Leute kennenzulernen und meinen Weg zum Schreiben zu dokumentieren. Jeden Monat erkunde ich neue Orte und Kulturen. Der Krebs hat mir das wahre Gesicht der Menschen gezeigt, sogar der Menschen, die mir am nächsten stehen. Das Leben ist eine Achterbahnfahrt mit Höhen und Tiefen, und ich bewältige jede Phase mit Anmut. Obwohl ich Krebspatientin bin, träume ich groß und gebe in jedem Moment mein Bestes.

Im Leben geht es darum, im Hier und Jetzt zu leben und Träume zu verfolgen.

Schwierigkeiten sind nur Gelegenheiten, Ihre verborgene Stärke zu entdecken. Wenn ich den Krebs überleben und meine Träume verwirklichen kann, können Sie das auch. Glauben Sie an sich selbst, und Sie werden jede Herausforderung meistern.

Teil 1:
Die Grundlage
verstehen

Kapitel 1: Die Biologie des Krebses: Ein Überblick

Stellen Sie sich Ihren Körper als ein sorgfältig dirigiertes Orchester vor. Jede Zelle, ein erfahrener Musiker, spielt ihre Rolle in Harmonie und folgt einer präzisen Partitur – den genetischen Anweisungen, die in unserer DNA kodiert sind. Diese komplizierte Aufführung erhält Leben, Wachstum und Heilung. Aber was passiert, wenn ein untreuer Dirigent die Harmonie stört, die Partitur neu schreibt und das Orchester in eine Kakophonie unkontrollierten Wachstums führt? Dies ist im Wesentlichen die Essenz von Krebs.

Krebs ist keine einzelne Krankheit, sondern eine Konstellation von über 200 unterschiedlichen Zuständen, von denen jeder aus einem komplexen Zusammenspiel genetischer Mutationen und Umweltfaktoren entsteht. Der Kern dieser Transformation liegt in einem Zusammenbruch des fein abgestimmten Kommunikationssystems, das das Zellverhalten steuert. Normalerweise folgen unsere Zellen sorgfältig einem vorprogrammierten Skript: Sie wachsen, teilen sich und sterben auf kontrollierte Weise.

Dies gewährleistet die geordnete Erneuerung von Geweben und Organen bei gleichzeitiger Aufrechterhaltung eines gesunden Gleichgewichts.

Krebszellen werden jedoch zu rebellischen Musikern, die die Hinweise des Dirigenten ignorieren und sich unkontrolliert vermehren.

Diese Missachtung ist auf Mutationen in wichtigen Genen zurückzuführen, die Zellteilung, Wachstum und Tod regulieren. Diese mutierten Gene können in zwei Hauptklassen eingeteilt werden:

Onkogene: Sie wirken wie übereifrige Dirigenten, die das Orchester ständig dazu drängen, lauter und schneller zu spielen, und so eine unkontrollierte Zellteilung fördern.

Tumorsuppressorgene: Sie fungieren dagegen als beruhigender Kontrapunkt und stellen sicher, dass das Orchester im richtigen Tempo spielt, indem sie das Zellwachstum regulieren und den programmierten Zelltod (Apoptose) einleiten, wenn Zellen beschädigt sind oder nicht mehr benötigt werden.

Das ungebremste Wachstum von Krebszellen stört das empfindliche Gleichgewicht des Gewebes und es bilden sich Tumore.

Diese Tumore können gutartig sein, d. h. sie bleiben lokal begrenzt und dringen nicht in das umliegende Gewebe ein. Bösartige Tumore, das Kennzeichen von Krebs, besitzen jedoch eine weitere unheilvolle Fähigkeit: Invasion und Metastasierung. Bösartige Zellen entwickeln die Fähigkeit, sich vom Primärtumor abzulösen, gesundes Gewebe zu infiltrieren und im ganzen Körper Sekundärtumoren zu bilden. Diese metastatische Ausbreitung ist die häufigste Todesursache bei Krebspatienten.

Tumoren können gutartig sein, d. h. sie breiten sich nicht in andere Körperteile aus, oder bösartig, d. h. sie dringen in nahe gelegenes Gewebe ein und können in entfernte Stellen metastasieren.

Die Umwandlung einer normalen Zelle in eine Krebszelle beinhaltet typischerweise eine Reihe genetischer Veränderungen. Diese Veränderungen können durch eine Vielzahl von Faktoren ausgelöst werden, darunter Umwelteinflüsse (wie Tabakrauch oder Strahlung), vererbte genetische Mutationen und zufällige Fehler, die während der Zellteilung auftreten.

Eines der bekanntesten Tumorsuppressorgene ist TP53, das für das p53-Protein kodiert. P53 wird oft als „Wächter des Genoms" bezeichnet und spielt eine entscheidende Rolle bei der Vorbeugung von Krebs, indem es beschädigte DNA repariert oder bei zu schwerwiegenden Schäden den Zelltod auslöst. Mutationen im TP53-Gen finden sich bei mehr als der Hälfte aller menschlichen Krebserkrankungen, was seine entscheidende Rolle bei der Aufrechterhaltung der Zellintegrität unterstreicht.

Neben genetischen Veränderungen weisen Krebszellen auch mehrere andere Merkmale auf, die sie von normalen Zellen unterscheiden. Dazu gehören die Fähigkeit, proliferative Signale aufrechtzuerhalten, Wachstumsunterdrückern auszuweichen, dem Zelltod zu widerstehen, replikative Unsterblichkeit zu ermöglichen, Angiogenese (die Bildung neuer Blutgefäße) zu induzieren und Invasion und Metastasierung zu aktivieren.

Diese Merkmale, die zusammen als „Kennzeichen von Krebs" bezeichnet werden, bieten einen Rahmen zum Verständnis der komplexen Biologie von Krebs und der verschiedenen Strategien, die Krebszellen zum Gedeihen verwenden.

Eine der wichtigsten Herausforderungen bei der Krebsbehandlung ist die Heterogenität der Krankheit. Sogar innerhalb eines einzelnen Tumors kann es eine vielfältige Zellpopulation mit unterschiedlichen genetischen und phänotypischen Merkmalen geben. Diese Heterogenität kann die Entwicklung wirksamer Behandlungen erschweren, da verschiedene Subpopulationen von Krebszellen unterschiedlich auf die Therapie reagieren können. Darüber hinaus sind Krebszellen sehr anpassungsfähig und können im Laufe der Zeit eine Resistenz gegen die Behandlung entwickeln, was die Behandlung der Krankheit weiter erschwert.

Trotz dieser Herausforderungen wurden in den letzten Jahrzehnten erhebliche Fortschritte in unserem Verständnis der Krebsbiologie erzielt. Fortschritte in der Genomik, Molekularbiologie und Biotechnologie haben neue Erkenntnisse über die Mechanismen geliefert, die der Krebsentwicklung und dem Krebsverlauf zugrunde liegen. Diese Erkenntnisse haben den Weg für die Entwicklung gezielter Therapien geebnet, die darauf abzielen, die molekularen Wege, die das Krebswachstum vorantreiben, gezielt zu hemmen.

Beispielsweise führte die Entdeckung der Rolle des HER2-Gens bei Brustkrebs zur Entwicklung von Trastuzumab (Herceptin), einem monoklonalen Antikörper, der auf das HER2-Protein abzielt und das Wachstum HER2-positiver Brustkrebszellen hemmt.

In ähnlicher Weise führte die Identifizierung des BCRABL-Fusionsproteins bei chronischer myeloischer Leukämie (CML) zur Entwicklung von Imatinib (Gleevec), einer zielgerichteten Therapie, die die Aktivität dieses Proteins speziell hemmt und die Prognose für Patienten mit CML dramatisch verbessert hat.

Neben zielgerichteten Therapien hat sich die Immuntherapie als vielversprechender Ansatz zur Krebsbehandlung herausgestellt. Die Immuntherapie nutzt die Kraft des körpereigenen Immunsystems, um Krebszellen zu erkennen und anzugreifen. Eines der erfolgreichsten Beispiele für Immuntherapie ist die Verwendung von Immuncheckpoint-Inhibitoren, die Proteine blockieren, die das Immunsystem daran hindern, Krebszellen anzugreifen. Indem sie diese „Bremsen" des Immunsystems lösen, können Checkpoint-Inhibitoren dazu beitragen, eine starke Antitumorreaktion auszulösen.

Ein weiterer wichtiger Forschungsbereich in der Krebsbiologie ist das Tumormikroumfeld. Das Tumormikroumfeld bezieht sich auf die umgebenden Zellen, Moleküle und Blutgefäße, die Krebszellen unterstützen und mit ihnen interagieren.

Dieses Mikroumfeld spielt eine entscheidende Rolle bei der Krebsentwicklung, da es wichtige Nährstoffe und Wachstumsfaktoren liefert, Krebszellen vor dem Immunsystem schützt und Invasion und Metastasierung erleichtert. Das Verständnis der Wechselwirkungen zwischen Krebszellen und ihrem Mikroumfeld ist für die Entwicklung neuer therapeutischer Strategien von entscheidender Bedeutung.

Einer der faszinierendsten Aspekte der Krebsbiologie ist das Konzept der Krebsstammzellen. Krebsstammzellen sind eine kleine Subpopulation von Zellen innerhalb eines Tumors, die die Fähigkeit besitzen, sich selbst zu erneuern und neue Krebszellen zu bilden. Diese Zellen gelten als verantwortlich für die Tumorentstehung, -erhaltung und -wiederkehr und sind häufig resistenter gegenüber konventionellen Therapien als andere Krebszellen. Die gezielte Bekämpfung von Krebsstammzellen stellt eine vielversprechende Strategie zur Ausrottung von Tumoren und zur Verhinderung eines Rückfalls dar.

Der Umgang mit Krebs: Die emotionalen und körperlichen Auswirkungen

„Hoffnung ist der Arzt jedes Elends." – Irisches Sprichwort

Sie haben die Diagnose gehört. Es fühlte sich an, als würde sich der Raum schließen, die Worte des Arztes hallten in Ihrem Kopf wider: Krebs. Es ist ein Wort, das alles ins Chaos stürzt und Sie mit einem Cocktail aus Emotionen zurücklässt – Angst, Wut, Verwirrung und vielleicht sogar ein seltsames Gefühl des Unglaubens. Sie sind mit dieser emotionalen Achterbahnfahrt nicht allein. Millionen von Menschen auf der ganzen Welt erkranken jedes Jahr an Krebs, und der erste Schock ist eine universelle Erfahrung.

Stellen Sie sich vor, Sie stehen auf einem Berggipfel, die Welt breitet sich majestätisch vor Ihnen aus. Plötzlich bröckelt der Boden unter Ihren Füßen und Sie stürzen in einen scheinbar bodenlosen Abgrund. Von dem Moment an, in dem das Wort „Krebs" ausgesprochen wird, ändert sich Ihre Welt. Es ist nicht nur ein körperlicher Kampf; es ist eine emotionale Achterbahnfahrt, die jeden Aspekt Ihres Lebens beeinflusst. Der erste Schock kann Sie taub machen, Unglauben vermischt sich mit Angst.

„Warum ich?" „Warum ich?" „Was habe ich falsch gemacht?" Das sind die Fragen, die Sie verfolgen, wenn Sie mit der Wahrheit der Situation konfrontiert werden. Die Antworten, die oft schwer zu fassen sind, kommen vielleicht nie, aber die Gefühle sind allzu real.

Das Unbekannte ist allgegenwärtig und voller Fragen zu Behandlung, Prognose und Zukunft. Sie machen sich vielleicht Sorgen über die Auswirkungen auf Ihre Lieben, Ihre Karriere und Ihr Selbstwertgefühl.

Auch Wut ist ein häufiger Gast. Sie kann sich gegen die unfairen Karten richten, die Ihnen ausgeteilt wurden, gegen die wahrgenommene Ungerechtigkeit, dass ein gesunder Körper Sie im Stich lässt. Sie sind vielleicht wütend auf die Welt, auf das Schicksal oder sogar auf sich selbst. Diese Emotionen sind berechtigt und es hilft nicht, sie in sich hineinzufressen. Suchen Sie sich einen sicheren Ort, um Ihrer Wut Ausdruck zu verleihen, sei es durch Tagebuchschreiben, ein Gespräch mit einem Therapeuten oder das Vertrauen in einen vertrauenswürdigen Freund oder ein Familienmitglied.

Die emotionale Belastung existiert nicht im luftleeren Raum. Krebs kann auch Ihr körperliches Wohlbefinden zerstören.

Müdigkeit wird zu einem ständigen Begleiter, raubt Ihnen Energie und lässt Sie ausgelaugt zurück. Schon der bloße Gedanke an die einfachsten Aufgaben kann sich unüberwindbar anfühlen. Die Behandlung selbst kann eine Flut von Nebenwirkungen mit sich bringen, von Übelkeit und Erbrechen bis hin zu Haarausfall und wunden Stellen im Mund. Diese körperlichen Herausforderungen können die emotionale Belastung verschlimmern und einen Teufelskreis schaffen, der unglaublich schwer zu bewältigen sein kann.

Die ersten Tage nach der Diagnose sind verschwommen. Sie werden in eine Welt aus medizinischem Fachjargon und Terminen gestoßen. Es gibt die Biopsie, die Scans, die Konsultationen mit Onkologen.

Jeder Krankenhausbesuch erinnert Sie an Ihre neue Realität. Sie beobachten, wie Ärzte und Krankenschwestern mit freundlichen, aber konzentrierten Gesichtern umherwuseln. Sie sitzen in Wartezimmern voller anderer, die Ihr Schicksal teilen, einige mit gequälten Augen und andere mit einer unerschütterlichen Entschlossenheit, die Ihnen einen Hoffnungsschimmer gibt.

Sie leben in einer Welt von „vorher" und „nachher". Vor dem Krebs war das Leben vorhersehbar, voller Routine und Normalität.

Nach dem Krebs ist jeder Tag eine Herausforderung, voller Termine, Behandlungen und der ständigen Anwesenheit dieses ungebetenen Gastes in Ihrem Leben. Es ist anstrengend, körperlich und emotional. Sie sind so müde wie nie zuvor, eine tiefe Erschöpfung, die durch Schlaf nicht geheilt werden kann.

Die Behandlung beginnt und mit ihr kommen neue Herausforderungen. Chemotherapie, Bestrahlung, Operation – jede hat ihre eigenen Nebenwirkungen. Ihr Körper, einst stark und leistungsfähig, fühlt sich jetzt fremd an. Da ist die Übelkeit, der Haarausfall, die Gewichtsschwankungen. Ihre Haut verändert sich, Ihr Energielevel sinkt. Es ist, als ob Ihr Körper nicht mehr Ihnen gehört, gekapert von der Krankheit und der Behandlung, die Sie eigentlich retten sollte.

Die emotionalen Auswirkungen von Krebs gehen über Sie hinaus; er betrifft alle um Sie herum. Ihre Familie und Freunde geraten in ihr eigenes Chaos.

Sie haben Mühe, die richtigen Worte zu finden, um stark für Sie zu sein, während sie innerlich zusammenbrechen. Sie sehen die Sorge in ihren Augen, das gezwungene Lächeln, die geflüsterten Gespräche, von denen sie denken, dass Sie sie nicht hören. Krebs betrifft nicht nur Sie; er betrifft alle, die Sie lieben.

Es gibt Zeiten, in denen Sie sich isoliert fühlen, selbst in einem Raum voller Menschen. Es ist eine Einsamkeit, die schwer zu beschreiben ist, ein Gefühl, dass niemand wirklich versteht, was Sie durchmachen. Sie sind damit nicht allein. Jeder von uns hat eine Geschichte, ein Leben, das sich nach seinem einzigartigen Muster entfaltete, bevor der Krebs ungebeten auftauchte. Vielleicht planten Sie eine Hochzeit, standen kurz davor, einen neuen Job anzufangen, oder freuten sich auf den Ruhestand. Krebs diskriminiert nicht; er kann jeden jederzeit treffen. Aber es ist nicht nur ein individueller Kampf; es ist ein gemeinsamer Kampf, der uns in einer Gemeinschaft zusammenbringt, die durch Widerstandskraft und Hoffnung verbunden ist.

Während Sie sich durch die Komplexität von Krebs navigieren, denken Sie daran, dass Ihre Geschichten kraftvoll sind. Sie sind Erzählungen des Kampfes, ja, aber auch der Hoffnung und des Überlebens. Sie erinnern uns daran, dass der menschliche Geist selbst in den dunkelsten Zeiten zu außergewöhnlicher Widerstandskraft fähig ist.

Ihr Weg mit dem Krebs ist nicht nur ein Weg, der von medizinischen Meilensteinen geprägt ist; er ist ein Beweis für die anhaltende Kraft der Hoffnung und die unerschütterliche Stärke, die in jedem von Ihnen steckt.

Denken Sie noch einmal daran, dass Sie in diesem Kampf nicht allein sind. Es gibt eine große Gemeinschaft von Menschen, sowohl medizinisches Fachpersonal als auch Mitpatienten, die Ihnen zur Seite stehen. Es wird gute und schlechte Tage geben, aber mit dem richtigen Unterstützungssystem, einer positiven Einstellung und einem Fokus auf Selbstfürsorge können Sie aus dieser Erfahrung stärker und selbstbewusster hervorgehen als je zuvor.

Während Sie weiterhin mit dem Krebs konfrontiert sind, sollten Sie wissen, dass Ihre Erfahrungen mit einem Chor anderer mitschwingen, die diesen Weg an Ihrer Seite gehen. Gemeinsam werden wir dem Sturm trotzen und gemeinsam werden wir die Ruhe suchen, die darauf folgt. Dies ist nicht nur ein Kapitel in einem Buch; es ist ein Kapitel in Ihrem Leben, das von Schmerz und Heilung, von Kämpfen und Siegen spricht. Und trotz all dem ist es ein Kapitel, das weiterhin mit Mut, Liebe und einer unerschütterlichen Hoffnung geschrieben wird, die fortbesteht.

Warum Essen wichtig ist: Fakten von Fiktion trennen

„Du bist, was du isst" ist ein Sprichwort, das angesichts einer Krebsdiagnose eine ganz neue Bedeutung bekommt. Im Wirbelsturm der Gefühle und Arzttermine kann die Rolle des Essens leicht in den Hintergrund geraten. Aber hier ist die Wahrheit – Essen ist nicht nur Nahrung; es ist ein mächtiger Verbündeter in Ihrem Kampf gegen den Krebs. Wenn Sie gegen Krebs kämpfen, zählt jeder Bissen. Die richtige Ernährung kann Ihrem Körper helfen, während der Behandlung stark zu bleiben, die Genesung zu unterstützen und sogar Ihre allgemeine Lebensqualität zu verbessern.

Stellen Sie sich Ihren Körper als Schlachtfeld vor. Krebszellen sind der Feind, der sich unaufhörlich vermehrt und Chaos anrichtet. Aber in Ihnen steckt ein riesiges Netzwerk von Kriegern – Ihr Immunsystem. Indem Sie strategisch die richtigen Lebensmittel auswählen, können Sie diese Krieger stärken und ihnen die Munition geben, die sie für einen effektiven Kampf benötigen.

Das Internet ist eine riesige und manchmal verwirrende Landschaft, wenn es um Krebs und Ernährung geht. Unzählige Artikel und „Wundermittel" bombardieren Sie mit widersprüchlichen Informationen.

Es ist leicht, sich überfordert zu fühlen und nicht zu wissen, wohin Sie sich wenden sollen. Lassen Sie uns Fakten von Fiktion trennen und die wissenschaftlichen Hintergründe erforschen, warum Ernährung bei Ihrer Genesung von Krebs wirklich wichtig ist.

Die Grundlagen verstehen

Krebsbehandlungen sind zwar lebensrettend, belasten den Körper jedoch stark. Sie können das Immunsystem schwächen, Gewichtsverlust, Müdigkeit und andere Nebenwirkungen verursachen, die den Kampf noch schwieriger machen. Hier kommt die Ernährung als entscheidender Faktor ins Spiel. Die richtige Ernährung versorgt den Körper mit den lebenswichtigen Vitaminen, Mineralien und Nährstoffen, die er braucht, um Gewebe zu reparieren, Muskelmasse zu erhalten und das Immunsystem zu stärken.

Es ist jedoch wichtig zu beachten, dass keine einzelne Diät oder kein einzelnes Lebensmittel Krebs heilen kann. Stattdessen kann eine ausgewogene und abwechslungsreiche Ernährung konventionelle Behandlungen unterstützen und die Ergebnisse verbessern. Betrachten Sie es als das Geben Ihres Körpers der Werkzeuge, die er braucht, um effektiver zu kämpfen.

Mythos 1: Es gibt eine „Krebs bekämpfende" Diät

Das Internet könnte Sie glauben machen, dass es eine Wunderdiät gibt, die Krebs heilen kann. Leider ist es nicht so einfach. Krebs ist eine komplexe Krankheit und es gibt keinen einzelnen Ernährungsansatz, der eine Heilung garantiert.

Eine gut geplante, personalisierte Ernährung, die reich an essentiellen Nährstoffen ist, kann Ihren Weg jedoch erheblich beeinflussen.

Beispielsweise können einige Patienten aufgrund von Nebenwirkungen der Behandlung Appetitlosigkeit oder Schwierigkeiten beim Verzehr bestimmter Nahrungsmittel verspüren. In solchen Fällen ist es wichtig, sich auf nährstoffreiche Nahrungsmittel zu konzentrieren, die leichter zu verzehren sind, wie Smoothies, Suppen und pürierte Mahlzeiten. Das Ziel besteht darin, eine ausreichende Kalorien- und Proteinzufuhr sicherzustellen, um Unterernährung und Muskelabbau vorzubeugen. Betrachten Sie es als einen mehrgleisigen Angriff auf dem Schlachtfeld.

Fakt: Nahrung kann Ihr Immunsystem stärken

Ihr Immunsystem ist der Abwehrmechanismus Ihres Körpers, der ständig auf der Suche nach Eindringlingen wie Bakterien, Viren und sogar Krebszellen ist. Nährstoffreiche Nahrungsmittel können Ihre Immunfunktion stärken und sie effektiver bei der Identifizierung und Bekämpfung von Krebszellen machen.

Besonders vorteilhaft sind Nahrungsmittel mit einem hohen Gehalt an Antioxidantien, wie Beeren, Nüsse und grünes Blattgemüse. Antioxidantien helfen, freie Radikale zu neutralisieren, instabile Moleküle, die Zellen schädigen und zu Krebs führen können. Vitamin C (in Zitrusfrüchten und Paprika), Vitamin E (in Nüssen und Samen) und Selen (in Paranüssen und Meeresfrüchten) sind starke Antioxidantien, die eine entscheidende Rolle für die Gesundheit des Immunsystems spielen.

- **Umgang mit Nebenwirkungen:** Krebsbehandlungen sind zwar wichtig, können aber auch zu Erschöpfung führen. Die richtige Ernährung kann helfen, häufige Nebenwirkungen wie Müdigkeit, Übelkeit und Mundgeschwüre zu bewältigen und so Ihr allgemeines Wohlbefinden und die Verträglichkeit der Behandlung zu verbessern. Ingwer kann beispielsweise Übelkeit lindern, während proteinreiche Lebensmittel Müdigkeit bekämpfen können.

- **Stärkung der Immunität:** Ein robustes Immunsystem ist das natürliche Abwehrsystem Ihres Körpers. Bestimmte Nahrungsbestandteile wie die Vitamine A, C und D sowie Zink und Antioxidantien können die Funktion der Immunzellen verbessern und Ihrem Körper helfen, Krebszellen effektiver zu erkennen und zu eliminieren.

- **Förderung von Heilung und Reparatur:** Krebsbehandlungen können gesundes Gewebe schädigen. Eine Ernährung, die reich an essentiellen Nährstoffen wie Proteinen, Vitaminen und Mineralien ist, liefert die Bausteine, die für Reparatur und Regeneration erforderlich sind.

Mythos 2: Sie sollten jeglichen Zucker vermeiden

Die Vorstellung, dass Zucker Krebs „ernährt", ist ein hartnäckiger Mythos, der unnötige Ängste auslöst. Es stimmt zwar, dass alle Zellen, einschließlich Krebszellen, Glukose zur Energiegewinnung nutzen, aber der vollständige Verzicht auf Zucker in Ihrer Ernährung ist weder praktisch noch vorteilhaft.

Konzentrieren Sie sich stattdessen darauf, zugesetzten Zucker und raffinierte Kohlenhydrate zu reduzieren, die zu Gewichtszunahme und anderen gesundheitlichen Problemen führen können. Natürlicher Zucker in Obst, Gemüse und Vollkornprodukten ist Teil einer gesunden, ausgewogenen Ernährung und liefert wichtige Nährstoffe und Ballaststoffe.

Fakt: Die Einschränkung verarbeiteter Lebensmittel ist der Schlüssel

Verarbeitete Lebensmittel sind oft voll mit zugesetztem Zucker, ungesunden Fetten und Natrium. Diese können zu Entzündungen beitragen, einem Risikofaktor für das Fortschreiten von Krebs. Die Einschränkung verarbeiteter Lebensmittel und zuckerhaltiger Getränke ermöglicht es Ihrem Körper, seine Energie auf die Heilung und Bekämpfung von Krebs zu konzentrieren, anstatt auf die Verarbeitung ungesunder Zutaten.

Mythos 3: Alle Fette sind schlecht

Nicht alle Fette sind gleich. Obwohl es ratsam ist, gesättigte und Transfette in verarbeiteten Lebensmitteln und rotem Fleisch einzuschränken, sind gesunde Fette ein wichtiger Bestandteil einer ausgewogenen Ernährung.

Insbesondere Omega-3-Fettsäuren haben entzündungshemmende Eigenschaften und können die Herzgesundheit und die Gehirnfunktion unterstützen.

Gute Quellen für gesunde Fette sind fetter Fisch (wie Lachs und Makrele), Leinsamen, Chiasamen, Walnüsse und Olivenöl. Diese Fette können auch dazu beitragen, das Energieniveau aufrechtzuerhalten und die Aufnahme fettlöslicher Vitamine (A, D, E und K) zu unterstützen.

Fakt: Protein ist entscheidend für Heilung und Kraft

Protein wird benötigt, um die Muskelmasse aufrechtzuerhalten, Gewebe zu heilen und die immunologische Funktion zu fördern. Während einer Krebsbehandlung benötigt Ihr Körper mehr Protein als üblich, um sich von der Belastung der Behandlung zu erholen und wieder zu Kräften zu kommen.

Mageres Fleisch, Geflügel, Fisch, Eier, Milchprodukte, Bohnen und Hülsenfrüchte sind hervorragende Proteinquellen. Wenn das Essen fester Nahrung für Sie eine Herausforderung ist, sollten Sie proteinreiche Snacks wie griechischen Joghurt, Hüttenkäse oder Proteinshakes in Betracht ziehen. Wenn Sie zu jeder Mahlzeit und jedem Snack eine Proteinquelle zu sich nehmen, können Sie sicherstellen, dass Sie den Bedarf Ihres Körpers decken.

Mythos 4: Nahrungsergänzungsmittel können eine ausgewogene Ernährung ersetzen

Nahrungsergänzungsmittel können zwar hilfreich sein, um Nährstofflücken zu schließen, sollten jedoch keine ausgewogene Ernährung ersetzen. Vollwertkost bietet eine komplexe Palette an Nährstoffen, die auf eine Weise zusammenwirken, die Nahrungsergänzungsmittel allein nicht nachbilden können.

Bevor Sie Nahrungsergänzungsmittel einnehmen, sollten Sie unbedingt Ihren Arzt konsultieren. Einige Nahrungsergänzungsmittel können mit Krebsbehandlungen oder anderen Medikamenten interagieren und möglicherweise Schaden verursachen. Ihr Arzt oder Ernährungsberater kann Ihnen dabei helfen, festzustellen, ob Nahrungsergänzungsmittel erforderlich sind, und sichere Optionen empfehlen.

Fakt: Flüssigkeitszufuhr ist der Schlüssel

Eine ausreichende Flüssigkeitszufuhr ist entscheidend, insbesondere während einer Krebsbehandlung. Dehydration kann die Nebenwirkungen der Behandlung wie Müdigkeit und Übelkeit verschlimmern und auch zu Nierenproblemen führen, wenn sie nicht behandelt wird.

Wasser ist die beste Wahl, um ausreichend Flüssigkeit zu sich zu nehmen, aber wenn Ihnen reines Wasser nicht zusagt, versuchen Sie es mit aromatisiertem Wasser, Kräutertees oder Brühen. Lebensmittel mit hohem Wassergehalt wie Gurken, Wassermelonen und Orangen können ebenfalls zu Ihrer Flüssigkeitsaufnahme beitragen. Versuchen Sie, den ganzen Tag über regelmäßig kleine Mengen zu trinken, um die Flüssigkeitszufuhr aufrechtzuerhalten.

Mythos 5: Sie brauchen restriktive Diäten

Sich von einem Berg an Einschränkungen überwältigt zu fühlen, ist kontraproduktiv. Das Ziel ist es, ein nachhaltiges, angenehmes Essverhalten zu entwickeln, das Ihren Körper nährt. Konzentrieren Sie sich darauf, eine Vielzahl nährstoffreicher Lebensmittel aus allen Lebensmittelgruppen aufzunehmen, anstatt auf das, was Sie nicht essen können.

Fakt: Personalisierung ist der Schlüssel

Es gibt keinen einheitlichen Ansatz für Ernährungsumstellungen. Ihre individuellen Bedürfnisse, Vorlieben und Ihr Behandlungsplan sollten Ihre Ernährungsentscheidungen bestimmen.

Die Zusammenarbeit mit einem registrierten Ernährungsberater mit Erfahrung in der Onkologie kann Ihnen helfen, einen personalisierten Plan zu erstellen, der es Ihnen ermöglicht, die Kontrolle über Ihren Weg zur Gesundheit zu übernehmen.

Die emotionale Verbindung zu Lebensmitteln

Beim Essen geht es nicht nur um Nährstoffe und Kalorien; es geht auch um Trost, Tradition und Verbindung. Während einer Krankheit kann der emotionale Aspekt des Essens unglaublich stark sein.

Das Kochen und gemeinsame Essen mit geliebten Menschen kann ein Gefühl von Normalität und Freude vermitteln. Es kann auch eine Möglichkeit sein, Familie und Freunde in Ihren Genesungsprozess einzubeziehen. Einfache Handlungen wie das Zubereiten eines Lieblingsgerichts oder das gemeinsame Genießen einer Mahlzeit können Momente des Glücks und der Unterstützung schaffen.

Eine neue Realität annehmen

Für viele Krebspatienten kann die Anpassung an neue Ernährungsbedürfnisse überwältigend sein. Es ist eine Umstellung der Routine und es kann schwierig sein, motiviert zu bleiben, wenn Sie sich unwohl fühlen.

Aber denken Sie daran, dass jede positive Veränderung, egal wie klein, einen Unterschied machen kann.

Beginnen Sie damit, vernünftige Ziele zu setzen. Bauen Sie nach und nach immer mehr nährstoffreiche Lebensmittel in Ihre Ernährung ein. Feiern Sie kleine Erfolge, wie z. B. den Versuch, ein neues gesundes Gericht zu probieren oder trotz Nebenwirkungen eine ganze Mahlzeit zu sich zu nehmen.

Zögern Sie nicht, Hilfe in Anspruch zu nehmen. Ein zugelassener Ernährungsberater, der auf Krebsernährung spezialisiert ist, kann Ihnen individuelle Beratung und Unterstützung bieten. Er kann Ihnen helfen, Ernährungsumstellungen zu bewältigen, die Nebenwirkungen der Behandlung zu bewältigen und sicherzustellen, dass Sie die Nährstoffe bekommen, die Sie brauchen.

Essen ist mehr als nur Nahrung; es ist eine Art der Selbstfürsorge. Es ist eine Möglichkeit, die Kontrolle über Ihre Gesundheit in einer Situation zu übernehmen, die sich oft unkontrollierbar anfühlt. Es ist ein Mittel, um mit Ihren Lieben in Kontakt zu treten, Trost zu finden und auch in schwierigen Zeiten Momente der Freude zu genießen.

Jede Mahlzeit, die Sie zu sich nehmen, ist ein Schritt in Richtung Genesung. Nutzen Sie die Kraft der Ernährung und lassen Sie sie eine Quelle der Kraft und Hoffnung sein, während Sie Ihren Weg mit dem Krebs meistern. Denken Sie daran, dass Sie die Möglichkeit haben, Entscheidungen zu treffen, die Ihre Genesung unterstützen und Ihre Lebensqualität verbessern.

Letztendlich geht es um mehr als nur ums Überleben – es geht darum, erfolgreich zu sein. Es geht darum, Freude an den alltäglichen Momenten zu finden, neue Stärken zu entdecken und voller Hoffnung in die Zukunft zu blicken. Und lassen Sie dabei Essen eines der vielen Hilfsmittel sein, die Ihnen auf Ihrem Weg zur Genesung helfen.

Kapitel 2: Die Wahrheit über Nahrung als Medizin

„Lass Nahrung deine Medizin sein und Medizin deine Nahrung."

Dieses Sprichwort wird Hippokrates, dem Vater der modernen Medizin, zugeschrieben und hat seinen Weg in zahlreiche Gesundheitsförderungsprogramme gefunden, in denen die Idee „Nahrung als Medizin" propagiert wird. Möglicherweise sind Sie jedoch auf gegenteilige Ansichten gestoßen, die behaupten: „Nein, Nahrung ist keine Medizin. Es ist Nahrung." Diese Online-Artikel leugnen nicht die bedeutende Rolle der Ernährung für die Gesundheit, stellen jedoch die oft vereinfachte Interpretation der Botschaft „Nahrung als Medizin" in Frage.

Ein zentrales Problem entsteht, wenn der Begriff „Nahrung als Medizin" missverstanden wird und impliziert, dass allein die richtige Ernährung alle Gesundheitsprobleme, einschließlich Krebs, verhindern kann oder dass Ernährungsumstellungen Krebs ohne medizinische Intervention heilen können. Diese gefährliche Fehlinterpretation hat dazu geführt, dass einige wichtige medizinische Behandlungen zugunsten unbewiesener

Ernährungspläne aufgegeben haben, angeheizt durch Fehlinformationen aus sozialen Medien und anderen ungeprüften Quellen. Es ist wichtig zu erkennen, dass gesunde Ernährung zwar für die Krebsprävention und -heilung entscheidend ist, aber die Notwendigkeit einer medizinischen Behandlung nicht ersetzt.

Die Forschung unterstützt nachdrücklich, dass gesunde Essgewohnheiten das Risiko von Krebs, Herzkrankheiten und Diabetes senken können. Durch die Annahme eines gesunden Lebensstils, der eine ausgewogene Ernährung, den Verzicht auf Tabak, die Einschränkung des Alkoholkonsums und regelmäßige körperliche Betätigung umfasst, können etwa 42 % der Krebserkrankungen verhindert werden. Gesunde Ernährung allein ist jedoch kein Allheilmittel. Sie ist Teil eines umfassenden Ansatzes zur Reduzierung des Krebsrisikos und zur Förderung der allgemeinen Gesundheit, garantiert jedoch keine Immunität gegen Krankheiten.

Die Ernährungswissenschaft konzentriert sich nicht mehr nur auf einzelne Nährstoffe oder Verbindungen. Kein einzelnes Lebensmittel kann alle zur Krebsprävention erforderlichen Schutzvorteile bieten. Stattdessen ist es das Muster gesunder Ernährung, das den besten Schutz bietet.

Eine abwechslungsreiche Ernährung, die reich an Vitaminen, Mineralien, sekundären Pflanzenstoffen und Ballaststoffen ist, wirkt synergetisch, um das Krebsrisiko zu senken und die allgemeine Gesundheit zu unterstützen.

Die Betrachtung von Lebensmitteln als Medizin sollte sie nicht auf eine Reihe isolierter, pharmazeutischer Entscheidungen reduzieren. Dieser reduktionistische Ansatz ignoriert die Komplexität der Wirkungsweise von Nährstoffen im Körper.

Laborstudien könnten zeigen, dass ein bestimmter Nährstoff krebsbedingte Gene ausschalten oder die antioxidative Abwehr stärken kann, aber das bedeutet nicht, dass der Verzehr von Lebensmitteln, die diesen Nährstoff enthalten, im menschlichen Körper dieselbe Wirkung hat. Die Wirkungswege von Nährstoffen sind kompliziert und voneinander abhängig, wie verschiedene Einträge in der Food Facts Library des American Institute for Cancer Research (AICR) belegen.

Darüber hinaus wird der breitere Kontext unseres Lebens übersehen, wenn wir Lebensmittel nur auf ihre medizinische Funktion reduzieren. Lebensmittel sind ein wichtiger Teil kultureller Traditionen, sozialer Verbindungen und persönlicher Freuden.

Wenn man ihre Rolle auf eine rein medizinische Funktion beschränkt, verringert man ihr Potenzial, die Lebensqualität und das emotionale Wohlbefinden zu verbessern.

Auf einem AICR Lifestyle and Cancer Symposium betonte Dr. Dariush Mozaffarian, dass 80 % der US-Gesundheitsausgaben für chronische Krankheiten ausgegeben werden, von denen viele zumindest teilweise durch die richtige Ernährung vermeidbar sind. Es gibt eindeutige Belege dafür, dass gesunde Ernährungsgewohnheiten die Belastung durch Krebs und andere chronische Krankheiten erheblich verringern können.

Anstatt uns auf einzelne Lebensmittel als Heilmittel zu konzentrieren, sollten wir langfristige Ernährungsgewohnheiten priorisieren. Dieser Perspektivwechsel unterstreicht, dass kein einzelnes Lebensmittel einen vollständigen Schutz bietet.

Vielleicht wäre „Ernährung als Medizin" eine treffendere Formulierung, obwohl auch dies irreführend sein kann, wenn die Leute „Ernährung" als vorübergehende Lösung betrachten. Betrachten Sie stattdessen das Konzept „Gesunde Essgewohnheiten als Medizin". Nachhaltige Essgewohnheiten sind der wahre Gesundheitsschutz.

Gesunde Ernährung ist ein Bestandteil der Gesundheitsfürsorge, kein Ersatz dafür. Manchmal können gesunde Ernährung und ein insgesamt gesunder Lebensstil die Entwicklung von Krankheiten verhindern. In anderen Fällen helfen sie, frühe Warnsignale oder Risikofaktoren wie Entzündungen oder Bluthochdruck zu bewältigen. Wenn eine medizinische Behandlung erforderlich ist, ergänzt sie die Vorteile einer gesunden Ernährung, anstatt sie zunichte zu machen. Zusammen bilden sie eine robuste Abwehr gegen Krankheiten.

Dr. Mozaffarian betonte auch, dass Essgewohnheiten die Gesundheit sowohl durch nützliche als auch durch schädliche Lebensmittel beeinflussen. Der Verzehr von zu wenig gesunder Nahrung – wie Vollkorn, Gemüse und Obst – kann das Krebsrisiko stärker erhöhen als der Verzehr von zu viel ungesunder Nahrung. Eine Ernährung mit viel rotem und verarbeitetem Fleisch und zuckergesüßten Getränken erhöht das Krebsrisiko ebenfalls. Insbesondere zuckergesüßte Getränke fördern die Gewichtszunahme, was das Risiko für mindestens 12 verschiedene Krebsarten erhöht. Daher ist die Vermeidung einer unbeabsichtigten Gewichtszunahme ein entscheidender Teil der Krebsrisikominderung.

Gesunde Ernährungsgewohnheiten sollten nicht mit einer bestimmten Diät oder einem bestimmten Ernährungsmuster verwechselt werden. Die AICR-Empfehlungen bieten eine Blaupause für den Aufbau gesunder Ernährungsgewohnheiten, die individuellen und kulturellen Vorlieben entsprechen und pflanzliche Lebensmittel betonen. Während manche sich dafür entscheiden, nur pflanzliche Lebensmittel zu essen, fordern die Empfehlungen einfach pflanzliche Ernährungsgewohnheiten.

Wer sich ausschließlich auf pflanzliche Ernährung als Schlüssel zur Gesundheit verlässt, übersieht möglicherweise wichtige Erkenntnisse. Untersuchungen zeigen, dass sogar eine pflanzliche Ernährung je nach Qualität der enthaltenen pflanzlichen Lebensmittel gesund oder ungesund sein kann. Präsentationen auf dem AICR-Symposium haben hervorgehoben, dass der Verzehr von mehr gesundheitsfördernden pflanzlichen Lebensmitteln (wie Vollkorn und Gemüse) und weniger ungesunden pflanzlichen Lebensmitteln zu besseren Ergebnissen für Menschen mit und nach Krebs führt.

Auch wenn wir über Lebensmittel als Medizin sprechen, ist das Gesamtbild „Lebensstil als Medizin".

Untersuchungen zeigen, dass die besten Gesundheitsergebnisse erzielt werden, wenn gesunde Ernährung Teil eines insgesamt gesunden Lebensstils ist. Dazu gehören regelmäßige körperliche Aktivität, der Verzicht auf Tabak und die Einschränkung oder Vermeidung von Alkohol, wie in den AICR-Empfehlungen zur Krebsprävention betont wird.

Die Umsetzung dieser Empfehlungen als umfassendes Paket bietet den größten Nutzen. Es handelt sich jedoch nicht um einen Alles-oder-Nichts-Ansatz. Jeder Schritt hin zu gesünderen Ess- und Lebensgewohnheiten ist ein Schritt hin zu besserer Gesundheit.

Das Verständnis der Kontroverse um „Nahrung als Medizin" zeigt, dass die Uneinigkeit in der Überdehnung des Konzepts über das hinaus liegt, was die Forschung unterstützt. Als Teil eines insgesamt gesunden Ess- und Lebensmusters kann die Nahrung, die Sie zu sich nehmen, dazu beitragen, das Krebsrisiko zu senken, die Genesung zu unterstützen und ein köstlicher, angenehmer Teil des Lebens zu sein.

Wenn Sie neue Essgewohnheiten annehmen, insbesondere solche mit unbekannten Nahrungsmitteln, ist es wichtig zu lernen, wie Sie diese auf eine Weise zubereiten können, die

Ihren persönlichen, familiären und kulturellen Vorlieben entspricht.

Nahrung kann tatsächlich Medizin sein, aber es erfordert einen ausgewogenen, ganzheitlichen Ansatz, um wirksam zu sein. Indem Sie sich auf die Qualität und Vielfalt Ihrer Ernährung konzentrieren, können Sie die Kraft der Nahrung nutzen, um Ihre Gesundheit und Genesung zu unterstützen. Dieser Ansatz bietet in Kombination mit angemessener medizinischer Versorgung die besten Chancen für eine erfolgreiche Krebsprävention und -behandlung.

Bei der Einbeziehung von Nahrung als Medizin geht es nicht nur darum, Krebs zu bekämpfen, sondern auch darum, das allgemeine Wohlbefinden zu steigern. Es geht darum, Freude am Prozess zu finden, die Auswirkungen Ihrer Entscheidungen zu verstehen und eine neue Perspektive auf das Essen zu gewinnen. Jede Mahlzeit wird zu einem wichtigen Schritt in Richtung Gesundheit, Belastbarkeit und Genesung.

Für Krebspatienten ist es wichtig zu verstehen, dass Nahrung zwar ein wichtiger Verbündeter ist, aber am besten in Verbindung mit medizinischen Behandlungen wirkt. Die Synergie zwischen einer ausgewogenen Ernährung und medizinischer Versorgung kann die Ergebnisse deutlich verbessern, die Lebensqualität steigern und die langfristige Gesundheit unterstützen.

Denken Sie also im weiteren Verlauf daran, dass Ihr Teller ein wichtiges Werkzeug in Ihrem Kampf gegen den Krebs ist. Genießen Sie die Vielfalt nahrhafter Lebensmittel, genießen Sie die Aromen und Texturen und lassen Sie jede Mahlzeit ein Zeugnis Ihrer Stärke und Ihres Engagements für die Gesundheit sein.

Ändern Sie Ihre Einstellung zum Essen

Die Nahrung, die Sie zu sich nehmen, kann entweder die sicherste und wirksamste Form von Medizin oder die langsamste Form von Gift sein. Diese eindringliche Aussage von Ann Wigmore unterstreicht die tiefgreifenden Auswirkungen der Ernährungsgewohnheiten auf die Gesundheit, insbesondere bei Krebspatienten.

Die Unterernährungsrate bei Krebspatienten liegt bei über 85 %, wobei Lungenkrebs, der glykämische Index (GI) und Krebserkrankungen im fortgeschrittenen Stadium die größten Auswirkungen haben. Unterernährte Personen reagieren tendenziell schlechter auf Chemotherapie, haben kürzere Überlebensraten, längere Krankenhausaufenthalte und eine geringere Lebensqualität.

Eine vielversprechende Intervention sind nach Hause gelieferte medizinisch zugeschnittene Mahlzeiten (Home Delivered Medically Tailored Meals, HDMTM), bei denen von Ernährungswissenschaftlern verschriebene Mahlzeiten auf die Symptome, Komorbiditäten und Gesundheitsbedürfnisse der Patienten zugeschnitten sind. Vorläufige Daten von 211 Krebspatienten zeigten, dass mit HDMTM 87 % mehr als die Hälfte der Mahlzeiten aßen, 91 % unabhängiger lebten, 89 % sich nahrhafter ernährten und 70 % weniger müde waren. Diese Mahlzeiten könnten eine Strategie sein, um die finanzielle Toxizität und die Inanspruchnahme des Gesundheitswesens zu reduzieren und gleichzeitig die Lebensqualität von Krebspatienten zu verbessern, obwohl mehr Primärdaten erforderlich sind, um ihre Wirksamkeit zu bewerten.

Krebs ist eine aggressive Krankheit, die oft eine aggressive Behandlung erfordert. Die medizinische und wissenschaftliche Gemeinschaft arbeitet kontinuierlich daran, Krebs besser beherrschbar zu machen, ähnlich wie chronische Krankheiten wie Diabetes oder Herzkrankheiten.

Die Onkologie entwickelt sich mit neuen Methoden zur Diagnose und Behandlung von Krebs weiter.

Die Ernährung spielt eine entscheidende Rolle bei der Vorbeugung von Krebs, der Unterstützung der Patienten während der Behandlung und der Verhinderung eines Rückfalls bei Krebsüberlebenden.

Die Ernährungsonkologie ist ein neues Feld, das Präzisionsernährung und Präzisionsonkologie kombiniert, um die Krebsprävention, -behandlung und -überlebensrate zu verbessern. Laut Dr. David Heber, Gründungsdirektor des UCLA Center for Human Nutrition, reicht die Forschung über die Beziehung zwischen Ernährung und Krebs zwar viel weiter zurück, aber erst in den letzten 50 Jahren haben wissenschaftliche Daten die zahlreichen Rollen der Ernährung bei der Krebsbehandlung aufgezeigt.

In den 1920er Jahren glaubten Ärzte, dass die einfache Ernährung des Patienten Krebs heilen würde. Mit den Fortschritten der Medizin in den 1970er und 1980er Jahren wurde jedoch klar, dass eine Ernährungsunterstützung Patienten neben Chemotherapie, Operation oder Bestrahlung helfen konnte. Neuere Forschungsergebnisse legen nahe, dass Ernährungsstrategien, die zur

Krebsprävention wirksam sind, auch dazu beitragen können, Rückfälle nach einer Krebsbehandlung zu verhindern.

Jedem Krebspatienten die gleiche Ernährung zu empfehlen, ist aufgrund der vielen Variablen, wie Kalorienverbrauch, Proteinbedarf und Nahrungsmittelallergien, unpraktisch. Auch die Art und das Stadium des Krebses spielen bei der Ernährung eine Rolle.

Dennoch sollten bestimmte Nährstoffe Teil der Ernährung sein, um eine richtige Ernährung sicherzustellen. Ausreichend Protein und buntes Obst und Gemüse, das Antioxidantien und Ballaststoffe enthält, unterstützen das Immunsystem und den Magen-Darm-Trakt.

Der Teller eines Krebspatienten sollte bunt sein und verschiedene Obst- und Gemüsesorten enthalten, wobei jede Farbe nützliche antioxidative Nährstoffe darstellt. Einige natürliche Lebensmittel, die bei der Krebsbekämpfung helfen können, sind:

- **Brokkoli:** Enthält Sulforaphan, das krebserregende Chemikalien ausspült.
- **Tomaten:** Reich an Lycopin, das Prostata-, Brust- und Lungenkrebs vorbeugen und das Risiko von Magenkrebs senken soll.

- **Beeren (Erdbeeren, Himbeeren, Brombeeren):** Enthalten Ellagsäure, die das Wachstum von Krebszellen hemmt und die Wirksamkeit einiger Krebsmedikamente verbessert.
- **Granatäpfel:** Ihre entzündungshemmenden Eigenschaften zielen auf bestimmte Proteine und Gene ab, um das Krebswachstum zu unterdrücken.

Die Ernährung ist nur ein Teil der Strategie zur Krebsbekämpfung. Sie sollte als Maßnahme zur Krebsprävention oder zur Unterstützung der Remission von Patienten nach einer erfolgreichen Behandlung eingesetzt werden. Die Ernährung allein kann Krebs nicht heilen. Eine nährstoffreiche Ernährung sollte die richtige Behandlung von Krebspatienten ergänzen.

Eine Studie aus dem Jahr 1981 ergab, dass etwa 35 % aller Krebserkrankungen mit der Ernährung zusammenhängen. Das American Institute for Cancer Research geht davon aus, dass 50 % der häufigsten Krebserkrankungen durch gesunde Ernährung, Bewegung, Nichtrauchen, Hautschutz und Impfungen verhindert werden können. Ernährung und Lebensstil haben erhebliche Auswirkungen auf Krebs, da der Tumor auf diese Weise mit dem umgebenden Gewebe und den Zellen, dem sogenannten Mikroumfeld, interagiert.

70 % des Immunsystems befinden sich im Magen-Darm-Trakt, der das Mikrobiom enthält. Das Mikrobiom, eine Gemeinschaft aus Bakterien, Viren, Pilzen und anderen mikrobiellen Zellen, steuert den Stoffwechsel und die Immunfunktion. Eine Funktionsstörung des Mikrobioms kann zu übermäßigen Entzündungen führen und die Krebsentwicklung fördern.

Das Mikrobiom wird durch Ernährung, Lebensstil und Vitamin- und Mineralstoffaufnahme beeinflusst. Wenn Sie essen, wird unverdaute Nahrung vom Mikrobiom abgebaut, wodurch bioaktive Substanzen entstehen, die im gesamten Körper zirkulieren. Studien haben gezeigt, dass die Stärkung der Immunität durch Ernährungsumstellungen möglich ist.

Dr. Heber verwies auf eine Studie, in der Menschen beobachtet wurden, die erfolgreich gegen Krebs behandelt wurden und später eine andere Form von Krebs entwickelten. Die Studie ergab, dass der Lebensstil eine wichtige Rolle bei der Entwicklung des zweiten Krebses spielte. Ein gesunder Lebensstil garantiert zwar keine Heilung des Krebses, aber Maßnahmen wie die Reduzierung der Zuckeraufnahme, der Verzicht auf raffinierte Kohlenhydrate, die Begrenzung von rotem Fleisch, die richtige Menge an Protein und die Erhöhung des Obst- und Gemüsekonsums können das Krebsrisiko senken.

Dieselbe Ernährung, die zunächst zur Krebsprävention eingesetzt wird, kann auch für Krebsüberlebende nützlich sein. Die Bedeutung der Ernährung geht über die Prävention hinaus und kann die Krebsbehandlung und das Überleben erheblich beeinflussen. Es ist wichtig, Ihre Sichtweise auf das Essen zu ändern und Lebensmittel nicht nur als Nahrung, sondern als wirksames Instrument Ihrer Krebsbehandlung und allgemeinen Gesundheitsstrategie zu betrachten.

Der Einfluss des Mikrobioms auf das Immunsystem ist erheblich. Eine Ernährung, die ein gesundes Mikrobiom unterstützt, kann die Fähigkeit Ihres Körpers verbessern, Krebs zu bekämpfen.

Wenn Sie die Auswirkungen Ihrer Ernährung auf Ihre Gesundheit verstehen, können Sie fundierte Entscheidungen treffen, die Ihre Behandlung und Genesung unterstützen. Während der Weg, Lebensmittel als Medizin zu integrieren, Ernährungsumstellungen mit sich bringt, bedeutet dies auch, Freude am Essen zu finden und die Aromen und Texturen nahrhafter Lebensmittel zu schätzen. Jede Mahlzeit wird zu einer Gelegenheit, Ihre Gesundheit und Genesung zu unterstützen.

Wenn Sie Ihre Einstellung zum Essen ändern, müssen Sie erkennen, dass das, was Sie täglich zu sich nehmen, Ihre Gesundheit stark beeinflussen kann. Es geht darum zu verstehen, dass jede Mahlzeit eine Gelegenheit ist, Ihren Körper zu ernähren, Ihre Behandlung zu unterstützen und Ihr Wohlbefinden zu steigern. Indem Sie sich auf die Qualität und Vielfalt Ihrer Ernährung konzentrieren, können Sie Lebensmittel als wirksames Mittel im Kampf gegen Krebs einsetzen.

Dieser ganzheitliche Ansatz bietet in Kombination mit angemessener medizinischer Versorgung die besten Chancen für eine erfolgreiche Krebsprävention und -behandlung. Indem Sie sich ausgewogen und nahrhaft ernähren, können Sie Ihre Lebensqualität steigern, Ihr Immunsystem unterstützen und Ihre Heilungschancen verbessern.

Die Wissenschaft hinter der Heilkraft von Lebensmitteln

Als bei Dr. Urvi Shah 2016 Hodgkin-Lymphom diagnostiziert wurde, befand sie sich mitten in ihrem ersten Jahr als Fachärztin für Hämatologie und Onkologie.

Trotz ihrer medizinischen Ausbildung wurde sie mit Ratschlägen überhäuft, was sie essen sollte und was nicht. Als angehende Onkologin ging sie davon aus, dass sie die optimale Ernährung bereits kannte. Ihre Diagnose führte sie jedoch zu einer erschreckenden Erkenntnis: Die Besonderheiten der Ernährung, insbesondere im Zusammenhang mit Krebs, fehlten in ihrer medizinischen Ausbildung weitgehend.

Die Erfahrung von Dr. Shah unterstreicht eine erhebliche Lücke in der medizinischen Ausbildung. „Wir lernen das im Medizinstudium nicht wirklich", bemerkt sie. Ihr persönlicher Weg verdeutlichte den natürlichen Wunsch der Patienten, sich gestärkt zu fühlen und eine aktive Rolle bei ihrer Gesundheit zu übernehmen, insbesondere durch Ernährung und Nährstoffe.

Ihre Diagnose und die anschließende Auseinandersetzung mit der Ernährung enthüllten eine überraschende Wahrheit über onkologische Ratschläge. Traditionell ermutigten Onkologen die Patienten, zu essen, was sie wollten, da sie glaubten, dass die Strapazen der Krebsbehandlung auch ohne Ernährungseinschränkungen herausfordernd genug seien.

Dieser Ansatz machte Sinn, als Chemotherapie, die für ihre Übelkeit und Erbrechen bekannt ist, die primäre Behandlung war. Fortschritte in der Krebstherapie haben die Behandlungen jedoch verträglicher gemacht und den Fokus auf andere Gesundheitsprobleme wie Diabetes, Fettleibigkeit, Herz-Kreislauf-Erkrankungen und Nierenerkrankungen verlagert, die die Krebsbehandlung oft erschweren.

Angesichts dieser sich entwickelnden Dynamik ist es offensichtlich geworden, dass die Ernährung eine entscheidende Rolle in den Behandlungsplänen für Krebspatienten spielen sollte. Dr. Shahs Neugier brachte sie dazu, zu fragen, warum die Onkologie hinter anderen Fachgebieten wie der Kardiologie und Endokrinologie zurückblieb, die seit langem etablierte Ernährungsrichtlinien zur Unterstützung ihrer Behandlungen haben.

Verlagerung des Fokus auf Krebsdiäten

Nachdem Dr. Shah als Fakultätsmitglied zum Memorial Sloan Kettering Cancer Center (MSK) gekommen war, plante sie zunächst, sich auf die Immuntherapieforschung zu konzentrieren. Ihr persönlicher Kampf gegen den Krebs lenkte ihr Interesse jedoch auf Diät und Ernährung.

Im Jahr 2019 schlug sie ihrem Service Chief eine Pilotstudie zur Ernährung vor, die sich schnell zu ihrem primären Forschungsschwerpunkt entwickelte.

Ihr Hintergrund und ihre Erfahrung als Krebspatientin beflügelten ihr Engagement bei der Formulierung von Ernährungsrichtlinien für hämatologische Malignome wie Leukämie, Lymphom und Multiples Myelom. Eine zentrale Frage, die sie beantworten wollte, war, ob eine Ernährung die Entwicklung von Erkrankungen wie der monoklonalen Gammopathie unklarer Signifikanz (MGUS) oder des schwelenden Myeloms zu einem Multiplen Myelom verhindern kann.

Untersuchung der Auswirkungen der Ernährung auf die Krebsentwicklung

Dr. Shah begann ihre erste Studie, eine kleine klinische Studie mit 20 Teilnehmern mit Vorstufenerkrankungen, die sich zu Krebs entwickeln könnten. Multiples Myelom, ein Krebs der Plasmazellen, entsteht häufig aus MGUS oder schwelendem Myelom. Untersuchungen zeigen, dass Personen mit diesen Erkrankungen und einem erhöhten Body-Mass-Index (BMI) doppelt so häufig an Multiplem Myelom erkranken wie Personen mit einem normalen BMI.

Diese Erkenntnisse veranlassten Dr. Shah dazu, eine Studie durchzuführen, die Patienten mit erhöhtem BMI dabei helfen sollte, mit gesunden pflanzlichen Lebensmitteln abzunehmen. Sie ging eine Partnerschaft mit Plantable ein, einem Unternehmen, das Ernährungsberatung und von Köchen zubereitete pflanzliche Mahlzeiten anbietet.

Die Teilnehmer durften essen, was sie wollten, solange es pflanzlich war, darunter Obst, Gemüse, Nüsse, Samen, Vollkorn und Hülsenfrüchte. Der hohe Ballaststoffgehalt dieser Lebensmittel trägt dazu bei, dass sich die Personen schneller satt fühlen, was möglicherweise die Gesamtkalorienaufnahme reduziert und gleichzeitig eine hohe Nährstoffdichte bietet.

Die Reise eines Patienten: Will Wright

Will Wrights gesundheitliche Probleme begannen 2010, als er nach dem Erklimmen von drei Treppen ohnmächtig wurde. Nachfolgende Tests ergaben, dass er sowohl Prostatakrebs als auch Nierenkrebs hatte. Trotz chirurgischer Eingriffe blieb seine Anämie bestehen. 2016 diagnostizierte der MSK-Onkologe Dr. Sham Mailankody MGUS bei ihm, eine Erkrankung, die zu einem multiplen Myelom führen kann, aber oft so behandelt werden kann, dass die Patienten damit leben können, anstatt ihr zu erliegen.

Mitte 2019 begann Will, Dr. Shah zur MGUS-Überwachung aufzusuchen. Da er übergewichtig war und seit 30 Jahren an Typ-2-Diabetes litt, war er ein idealer Kandidat für Dr. Shahs Pilotstudie zu einer veganen Ernährung. Trotz anfänglicher Skepsis, seine südstaatlichen Kochwurzeln aufzugeben, nahm Will die pflanzliche Ernährung an.

Die Veränderung war bemerkenswert. Innerhalb eines Monats brauchte Will kein Insulin mehr und war nicht mehr Diabetiker. Seine Sehkraft verbesserte sich, sein Haar wuchs schneller und er verlor 30 Kilo. Überraschenderweise genoss er seinen neuen veganen Lebensstil und lernte sogar, thailändisches Essen zu kochen, was seine Frau sehr freute. Am wichtigsten war jedoch, dass seine MGUS-Marker ein Plateau erreichten, was darauf hindeutet, dass das Fortschreiten seiner Erkrankung möglicherweise gestoppt worden war.

Weitere Auswirkungen und Erfolgsgeschichten

Wills Fall war kein Einzelfall. Im Durchschnitt verloren die Teilnehmer der ersten Studie nach 12 Wochen etwa 8 % ihres Körpergewichts.

Viele erlebten auch eine Verbesserung ihrer psychischen Gesundheit, ein Teilnehmer setzte sogar Antidepressiva ab.

Diese Ergebnisse unterstreichen die tiefgreifenden Auswirkungen, die Ernährungsumstellungen auf die Gesundheit haben können, insbesondere bei Krebspatienten. Die Wissenschaft hinter der Heilkraft von Lebensmitteln wird immer klarer. Vollwertige, pflanzliche Lebensmittel liefern wichtige Nährstoffe und Verbindungen, die die natürlichen Heilungsprozesse des Körpers unterstützen. Indem Sie diese Lebensmittel in Ihre Ernährung integrieren, können Sie möglicherweise das Fortschreiten von Krebs beeinflussen und das allgemeine Wohlbefinden verbessern.

Dr. Shahs Forschung unterstreicht die Notwendigkeit, dass die Onkologie umfassende Ernährungsrichtlinien einführt, die denen in anderen medizinischen Bereichen ähneln. Während Sie Ihren Weg mit Krebs gehen, bedenken Sie die wichtige Rolle, die die Ernährung bei der Unterstützung Ihrer Behandlung und Verbesserung Ihrer Lebensqualität spielen kann. Machen Sie sich die Wissenschaft hinter der Heilkraft von Lebensmitteln zunutze und tragen Sie durch informierte Ernährungsentscheidungen aktiv zu Ihrer Gesundheit bei.

Teil 2: Grundlage für optimale Ernährung schaffen

Kapitel 3: Zusammenarbeit mit Ihrem Ärzteteam

Sie haben diese bemerkenswerte Odyssee begonnen – eine Reise zur Heilung und Wiederherstellung Ihrer Gesundheit. Dieser Weg mag manchmal entmutigend erscheinen, aber denken Sie daran, dass Sie diesen Kampf nicht allein führen. Ihr medizinisches Team, eine vereinte Kraft bestehend aus Ihrem Onkologen, einem staatlich geprüften Ernährungsberater (RD) und anderen medizinischen Fachkräften, steht fest an Ihrer Seite. Der Aufbau einer starken, kooperativen Beziehung zu Ihrem Team ist von größter Bedeutung, um neben Ihrer medizinischen Behandlung eine optimale Ernährung zu erreichen.

Bei der Bewältigung einer Krebsdiagnose und -behandlung ist ein kooperativer Ansatz mit Ihrem medizinischen Team unerlässlich. Die Optimierung Ihrer Ernährung während der medizinischen Behandlung kann Ihre Lebensqualität erheblich steigern und die Behandlungsergebnisse verbessern. Ihre Onkologen sind bestrebt, mit Ihnen zusammenzuarbeiten, um einen umfassenden, personalisierten Plan zu entwickeln, der auf Ihre individuellen Bedürfnisse eingeht. Ihr Ziel ist es, Sie bei jedem Schritt des Weges zu unterstützen und sicherzustellen, dass Sie die bestmögliche Pflege und Beratung erhalten.

Die Krebsbehandlung umfasst häufig eine Kombination aus Operation, Chemotherapie, Bestrahlung und gezielten Medikamenten.

Jede dieser Behandlungen kann unterschiedliche Auswirkungen auf Ihren Körper und Ihren Ernährungszustand haben. Chemotherapie und Bestrahlung können beispielsweise Nebenwirkungen wie Übelkeit, Erbrechen und Appetitlosigkeit verursachen, die Ihre Fähigkeit, sich ausreichend zu ernähren, beeinträchtigen können. Indem Sie eng mit Ihrem medizinischen Team, einschließlich Diätassistenten und Ernährungswissenschaftlern, zusammenarbeiten, können Sie Strategien entwickeln, um diese Nebenwirkungen zu bewältigen und Ihre Ernährungsgesundheit aufrechtzuerhalten.

Der erste Schritt in diesem kollaborativen Ansatz ist eine offene Kommunikation. Es ist wichtig, dass Sie Ihrem medizinischen Team Ihre Ernährungsvorlieben, Einschränkungen und alle Symptome mitteilen, die Sie verspüren.

Diese Informationen helfen uns, Ihren Ernährungsplan an Ihre spezifischen Bedürfnisse und Umstände anzupassen. Wenn Sie uns regelmäßig über Ihr Befinden informieren, können wir Ihre Behandlung und Ernährungsempfehlungen nach Bedarf anpassen.

Einer der Hauptvorteile der Zusammenarbeit mit einem multidisziplinären Team ist die Integration verschiedener Fachkenntnisse zur Unterstützung Ihrer Gesundheit. Diätassistenten und Ernährungswissenschaftler sind unschätzbare Mitglieder Ihres medizinischen Teams. Sie können detaillierte Ernährungsbewertungen durchführen, mögliche Mängel identifizieren und Ernährungsumstellungen empfehlen, um Ihr Wohlbefinden zu steigern.

Diese Fachleute können Ihnen helfen, die Komplexität der Aufrechterhaltung einer ausgewogenen Ernährung während der Behandlung zu bewältigen und sicherzustellen, dass Sie ausreichend Kalorien, Protein und wichtige Nährstoffe erhalten.

Ein personalisierter Ernährungsplan ist für die Bewältigung krebsbedingter Symptome und Nebenwirkungen von entscheidender Bedeutung.

Wenn Sie beispielsweise unter Übelkeit oder Erbrechen leiden, kann Ihnen ein Ernährungsberater kleine, häufige Mahlzeiten empfehlen, die leichter zu vertragen sind. Er empfiehlt Ihnen möglicherweise milde, fettarme Lebensmittel und rät Ihnen, starke Gerüche zu vermeiden, die die Übelkeit verschlimmern können. Wenn Sie unter Appetitlosigkeit leiden, kann er Ihnen nährstoffreiche Lebensmittel und Strategien zur Appetitanregung empfehlen, z. B. indem Sie Ihre Lieblingsaromen und -texturen in die Mahlzeiten integrieren.

Die Kontrolle von Gewichtsveränderungen ist ein weiterer wichtiger Aspekt Ihrer Ernährungsversorgung. Gewichtsverlust kann während einer Krebsbehandlung ein häufiges Problem sein und zu Unterernährung und verminderter Kraft führen. Umgekehrt können einige Behandlungen eine Gewichtszunahme verursachen, die zu anderen gesundheitlichen Komplikationen führen kann. Ihr medizinisches Team kann Ihnen dabei helfen, Ihr Gewicht zu überwachen und Ihre Ernährung an diese Veränderungen anzupassen, um sicherzustellen, dass Sie während Ihrer gesamten Behandlung ein gesundes Gewicht halten.

Neben der Befriedigung unmittelbarer Ernährungsbedürfnisse wird Ihr medizinisches Team Sie bei der Annahme langfristiger Ernährungsgewohnheiten unterstützen, die Ihre allgemeine Gesundheit und Genesung unterstützen. Eine Ernährung auf pflanzlicher Basis mit viel Obst, Gemüse, Vollkorn und magerem Eiweiß kann Ihr Immunsystem stärken und Ihnen die Energie geben, die Sie für Ihre täglichen Aktivitäten brauchen. Gesunde Fette, wie sie in Nüssen, Samen und fettem Fisch vorkommen, können auch die Heilungsprozesse Ihres Körpers unterstützen.

Flüssigkeitszufuhr ist ein weiterer wichtiger Bestandteil Ihres Ernährungsplans. Krebsbehandlungen können zu Dehydrierung führen, was Symptome wie Müdigkeit und Übelkeit verschlimmern kann. Das Trinken von viel Flüssigkeit, wie Wasser, Kräutertees und klaren Brühen, kann Ihnen helfen, hydriert zu bleiben. Ihr Ernährungsberater kann Ihnen auch hydratisierende Lebensmittel wie Obst und Gemüse mit hohem Wassergehalt empfehlen, um Ihre Flüssigkeitsaufnahme zu unterstützen.

Bei manchen Patienten können Nahrungsergänzungsmittel erforderlich sein, um bestimmte Nährstoffmängel auszugleichen.

Es ist jedoch wichtig, alle Nahrungsergänzungsmittel vor der Einnahme mit Ihrem Onkologen zu besprechen. Einige Nahrungsergänzungsmittel können mit Krebsbehandlungen interagieren und möglicherweise deren Wirksamkeit verringern oder schädliche Nebenwirkungen verursachen.

Ihr medizinisches Team wird Sie beraten, welche Nahrungsergänzungsmittel für Ihre besondere Situation sicher und nützlich sind.

Ihr geistiges und emotionales Wohlbefinden ist ebenfalls ein wesentlicher Bestandteil Ihrer allgemeinen Gesundheit. Eine Krebsbehandlung kann körperlich und emotional anstrengend sein, und es kann schwierig sein, eine positive Einstellung zu bewahren. Selbsthilfegruppen, Beratung und psychiatrische Dienste sind wertvolle Ressourcen, die emotionale Unterstützung und praktische Ratschläge bieten können. Ihr medizinisches Team kann Ihnen helfen, mit diesen Ressourcen in Kontakt zu treten, um sicherzustellen, dass Sie eine umfassende Betreuung erhalten. Regelmäßige körperliche Betätigung, soweit verträglich, kann Ihr Wohlbefinden ebenfalls steigern. Bewegung kann Müdigkeit reduzieren, die Stimmung verbessern und die allgemeine körperliche Gesundheit unterstützen.

Ihr Onkologe und Ihr medizinisches Team können Ihnen geeignete Übungen basierend auf Ihrem Behandlungsplan und Ihrer körperlichen Verfassung empfehlen. Aktivitäten wie Spazierengehen, sanftes Yoga und Stretching können hilfreich sein und können entsprechend Ihrem Energieniveau und Ihren Fähigkeiten angepasst werden.

Proaktive Behandlung ist entscheidend. Nehmen Sie alle vereinbarten Termine wahr und zögern Sie nicht, Fragen zu stellen oder Bedenken bezüglich Ihrer Behandlung oder Ihres Ernährungsplans zu äußern.

Ein Tagebuch über Ihre Symptome, Ihre Nahrungsaufnahme und alle Veränderungen, die Sie bemerken, kann ein hilfreiches Instrument sein, um Ihren Fortschritt zu verfolgen und mit Ihrem medizinischen Team zu kommunizieren.

Die Forschung erweitert ständig unser Verständnis der Rolle der Ernährung in der Krebsbehandlung. Wenn Sie über neue Entwicklungen informiert bleiben und diese mit Ihrem medizinischen Team besprechen, können Sie fundierte Entscheidungen über Ihre Ernährung und Behandlung treffen. Ihr medizinisches Team ist bestrebt, Ihnen die neuesten evidenzbasierten Empfehlungen zur Unterstützung Ihrer Gesundheit und Genesung zu geben.

Der Aufbau eines starken Unterstützungsnetzwerks ist ebenfalls wichtig. Familie, Freunde und Pflegekräfte können emotionale Unterstützung und praktische Hilfe leisten, beispielsweise durch die Zubereitung von Mahlzeiten und Hilfe bei täglichen Aktivitäten. Wenn Sie sie in Ihren Behandlungsplan einbeziehen, können Sie sicherstellen, dass Sie die Unterstützung erhalten, die Sie benötigen, um Ihre Behandlung zu bewältigen und Ihre Ernährungsgesundheit aufrechtzuerhalten. Gemeinsam können Sie die Herausforderungen der Krebsbehandlung meistern und auf eine gesündere, bessere Zukunft hinarbeiten.

Verstehen Sie Ihre spezifischen Bedürfnisse und Diagnose

Krebs ist eine katabolische entzündliche Erkrankung, die häufig zu einem signifikanten Gewichtsverlust oder in schweren Fällen Kachexie führt. Diese Unterernährung beeinträchtigt Ihre Lebensqualität, verringert die therapeutische Reaktion und führt zu einer schlechten Prognose. Aktive und häufige Nährstoff -Screening und - beurteilung unter Verwendung gültiger Werkzeuge sind für schnelle und geeignete Ernährungsinterventionen von entscheidender Bedeutung.

Basierend auf diesen Bewertungen kann eine geeignete individuelle Strategie für Ernährungsinterventionen festgelegt werden. Die Ernährungsintervention beginnt typischerweise mit der Ernährungsberatung, und eine gut geplante Beratungssitzung kann die Behandlungseinhaltung und den Ernährungsstatus verbessern.

Ernährungsprobleme sind während der Krebsbehandlung häufig. Eine prospektive Beobachtungsstudie berichtete, dass 51,1% aller Krebspatienten eine Nährstoffbeeinträchtigung zeigten und 64% sechs Monate nach der Diagnose einen Gewichtsverlust erlebten. Gewichtsverlust, insbesondere Kachexie, ist mit einer verringerten körperlichen Funktion, einer verringerten Lebensqualität und einer schlechten Prognose verbunden. Während der Body Mass Index (BMI) ein traditionelles Maß für den Ernährungsstatus ist, haben sich neuere Studien auf Sarkopenie konzentriert. Die Ernährungsprobleme variieren je nach Standort und Krebsstadium, wodurch die personalisierte Ernährungsunterstützung wesentlich ist.

Kachexie bei Krebspatienten ist nicht einfach auf Unterernährung durch Anorexie zurückzuführen. Es handelt sich um eine komplexe Erkrankung, die eine verminderte Aufnahme, metabolische Funktionsstörungen und erhöhten

Energiebedarfs beinhaltet. Dieser Prozess umfasst verschiedene entzündliche Zytokine in Krebszellen, Veränderungen des Protein- und Lipidstoffwechsels sowie ein Ungleichgewicht der Muskelproteinproduktion und -abbau.

Die Entzündung spielt eine bedeutende Rolle im krebsbedingten Ernährungsstoffwechsel. Erhöhte entzündliche Zytokine wie TNFα und Interleukin6 (IL6) sind in diesem Prozess von entscheidender Bedeutung. Es ist bekannt, dass TNFα, das ursprünglich Cachektin bezeichnet wird, in experimentellen Modellen Muskelmassenverlust verursacht, und die Blockierung von TNFα in Studien hat eine gewisse Muskelerhaltung gezeigt. IL6 ist auch bei krebsbedingter Kachexie von entscheidender Bedeutung. Es ist mit Muskelverschwendung durch seine Auswirkungen auf akute Phasenreaktanten und Entzündungswege verbunden.

Bei Krebspatienten werden die Proteinproduktion und -abbau durch katabolen Stress durch Wege wie den Ubiquitin-Proteasomweg, die Autophagie und die Transformation der Beta -Familie -Liganden der Wachstumsfaktor reguliert.

Diese Prozesse führen zu Muskelverschwendung und einer verminderten Muskelkraft, die durch Chemotherapie und verwandte Komplikationen wie Mikrosites verschärft wird, was direkt Muskelverlust induzieren kann.

Krebspatienten haben häufig einen gestörten Kohlenhydratstoffwechsel mit hohen Glykolyseraten in Krebszellen und erhöhte die Glucoseproduktion durch Gluconeogenese in der Leber. Dies führt zu hohen Energiebedarf. Obwohl die Insulinresistenz häufig ist, ist er nicht immer mit Gewichtsverlust verbunden. Der Lipidstoffwechsel wird ebenfalls unterbrochen, wobei erhöhte freie Fettsäuren und Glycerin von Triglyceriden Kachexie fördern. Fett Browning, bei dem weißes Fettgewebe in Beige -Zellen umgewandelt wird, trägt ferner zum Stoffwechselungleichgewicht und zum Energieverbrauch durch Thermogenese bei.

Das Gewicht der Gewicht ist für eine bessere Prognose von entscheidender Bedeutung. Unterernährung ist mit längeren Krankenhausaufenthalten, höheren Infektionsraten, verzögerten Wundheilung, Verschlechterung des Immunsystems und einer erhöhten Mortalität im Zusammenhang mit Krebs verbunden.

Sarcopenie, der Verlust der Muskelmasse, ist ein signifikanter Faktor für eine schlechte Prognose, die die Chemotherapie -Toxizität, das Fortschreiten des Tumors und die Überlebensraten beeinflusst.

Die Lebensqualität bei Krebspatienten wird signifikant vom Ernährungsstatus beeinflusst. Gewichtsverlust und verminderter Appetit sind eng mit einer schlechteren Lebensqualität verbunden. Die Verbesserung des Ernährungsstatus allein verbessert jedoch nicht unbedingt die Lebensqualität. Die Tumorregression spielt eine entscheidende Rolle bei dieser Verbesserung, was auf die komplexe Beziehung zwischen Krebs, Unterernährung und Lebensqualität hinweist.

Die Beurteilung des Gewichtsverlusts bleibt eine einfache und wirksame Methode zur Bestimmung der Unterernährung. Der Body Mass Index (BMI) ist trotz seiner Einschränkungen weiterhin ein wichtiges Instrument. Studien zeigen, dass ein unbeabsichtigter Gewichtsverlust und ein niedriger Body -Mass -Index (BMI) mit schlechteren Überlebensraten verbunden sind. Übermäßige Ernährung wird jedoch nicht empfohlen, da dies die Ergebnisse verschlimmern kann, insbesondere wenn der Muskelverlust die Gewichtszunahme begleitet.

Ernährungs -Screening -Tools wie das Universelle Screening -Tool für Mangelernährung, das Nutritionsrisiko -Screening 2002, die Kurzform für die Ernährungsbewertung und das Unterernährungsinstrument werden verwendet, um das Risiko der Ernährung zu identifizieren. Diese Werkzeuge kombinieren Faktoren wie BMI, Gewichtsänderung, Nahrungsaufnahme und Begleitkrankheiten, um eine umfassende Bewertung vorzunehmen.

Das regelmäßige Nährstoff -Screening vom Punkt der Krebsdiagnose wird empfohlen, um Unterernährung zu verhindern und die Ergebnisse zu verbessern.

Sobald ein Ernährungsrisiko identifiziert ist, muss eine detaillierte Bewertung folgen. Umfassende Ernährungsbewertungen beinhalten die Bewertung der Krankengeschichte, der Ernährungsaufnahme, der körperlichen Aktivität, der Gewichtsveränderungen und der Laborergebnisse. Tools wie der Patient erstellte eine subjektive globale Bewertung (PGSGA), die speziell für Krebspatienten entwickelt wurden und eine zuverlässige Methode zur Identifizierung und Klassifizierung von Ernährungszuständen bieten. Dieses Tool bewertet verschiedene Faktoren, einschließlich Gewichts- und

Ernährungsänderungen, gastrointestinalen Symptome und allgemeine Auswirkungen auf die Ernährung, die den Start und die Nachuntersuchung von Ernährungsmaßnahmen leitet.

Das Verständnis Ihrer spezifischen Bedürfnisse und Ihrer Diagnose ist entscheidend für die Anpassung von Ernährungsplänen für optimale Ergebnisse. Angesichts des komplexen Zusammenspiels zwischen Krebs, Behandlung und Ernährung ist ein personalisierter Ansatz erforderlich. Dies beinhaltet nicht nur die physischen Aspekte der Ernährung, sondern auch die emotionalen, psychischen und sozialen Dimensionen des Essens.

Ihr Arzt beginnt zunächst eine gründliche Bewertung Ihres aktuellen Gesundheitszustands, einschließlich Ihrer Ernährungsaufnahme, Gewicht, Körperzusammensetzung und Symptome. Diese Informationen helfen ihnen, einen personalisierten Plan zu erstellen, der Ihre individuellen Bedürfnisse und Vorlieben entspricht. Offene Kommunikation ist der Schlüssel. Teilen Sie Ihre Ernährungsgewohnheiten, Vorlieben und alle Schwierigkeiten, mit denen Sie mit Lebensmitteln konfrontiert sind.

Dieser Dialog ermöglicht es ihnen, einen Plan zu entwerfen, der nicht nur ernährungsphysiologisch, sondern auch angenehm und nachhaltig ist.

Es ist von entscheidender Bedeutung, bereits vorhandene Bedingungen oder Komorbiditäten zu beheben, die sich auf Ihren Ernährungsstatus auswirken. Ihr multidisziplinäres Team wird zusammenarbeiten, um sicherzustellen, dass alle Aspekte Ihrer Gesundheit berücksichtigt werden. Ergänzungen können für bestimmte Mängel empfohlen werden, es ist jedoch wichtig, die Ergänzung mit Vorsicht und medizinischen Anleitungen zu erreichen.

Das Ziel Ihres maßgeschneiderten Ernährungsplans ist es, Ihren Körper während der Behandlung zu unterstützen, Ihre Lebensqualität zu verbessern und eine langfristige Gesundheit zu fördern. Wenn Sie Ihre spezifischen Bedürfnisse verstehen und eng mit Ihrem medizinischen Team zusammenarbeiten, können Sie Ihre Ernährung optimieren und Ihr Wohlbefinden verbessern. Dieser kollaborative Ansatz stellt sicher, dass Ihr Ernährungsplan effektiv, praktisch und angenehm ist und Ihnen hilft, die Herausforderungen der Krebsbehandlung mit Belastbarkeit und Selbstvertrauen zu steuern.

Ihre Reise ist einzigartig und Ihre Ernährungsbedürfnisse werden sich entwickeln. Bleiben Sie mit Ihrem medizinischen Team beschäftigt, bleiben Sie offen und seien Sie bereit, bei Bedarf Anpassungen vorzunehmen. Gemeinsam können Sie einen Ernährungsplan erstellen, der Ihre Gesundheit unterstützt, Ihre Behandlung verbessert und Ihnen hilft, die bestmöglichen Ergebnisse zu erzielen. Ihr Engagement für das Verständnis und die Erfüllung Ihrer spezifischen Bedürfnisse ist ein wesentlicher Bestandteil Ihrer allgemeinen Krebspflegestrategie, und sie stehen Ihnen immer zur Verfügung, um Sie bei jedem Schritt des Weges zu unterstützen.

Kapitel 4: Makronährstoffe und Mikronährstoffe verstehen

Das Verständnis der Rolle von Makronährstoffen und Mikronährstoffen ist entscheidend für die Aufrechterhaltung Ihrer allgemeinen Gesundheit, die Unterstützung Ihres Immunsystems und die Verbesserung Ihrer Behandlungsergebnisse während der Krebstherapie. Diese wesentlichen Komponenten Ihrer Ernährung spielen eine signifikante Rolle bei der Zellstruktur, der Funktion und bei der physiologischen Regulation, die alles von den Hormonspiegeln bis zu zellulären Signalwegen beeinflussen. Eine angemessene Ernährung kann das Risiko einer Krebsreaktion verringern und Ihre Reaktion auf die Behandlung verbessern.

Makronährstoffe sind Nährstoffe, die Ihr Körper in großen Mengen benötigt, um ordnungsgemäß zu funktionieren. Dazu gehören Kohlenhydrate, Proteine und Fette. Jeder Makronährstoff spielt eine einzigartige und wichtige Rolle in Ihrem Körper, bietet Energie, bauen und reparieren Sie Gewebe und unterstützt verschiedene physiologische Funktionen.

Kohlenhydrate sind die primäre Energiequelle Ihres Körpers. Sie werden in Glukose zerlegt, was Ihr Gehirn, Ihre Muskeln und andere Gewebe treibt.

Es ist wichtig, sich auf komplexe Kohlenhydrate wie Vollkornprodukte, Obst, Gemüse und Hülsenfrüchte zu konzentrieren, die anhaltende Energie liefern und reich an Ballaststoffen, Vitaminen und Mineralien sind. Diese Lebensmittel helfen dabei, den Blutzuckerspiegel zu stabilisieren und die Verdauungsgesundheit zu unterstützen, die beide während der Krebsbehandlung von entscheidender Bedeutung sind. Einfache Kohlenhydrate, wie die in zuckerhaltigen Snacks und raffinierten Körnern, sollten begrenzt sein, da sie Spikes in Blutzucker verursachen und es an wesentlichen Nährstoffen fehlen können.

Proteine sind die Bausteine Ihres Körpers. Sie bestehen aus Aminosäuren, die zur Reparatur von Geweben, zur Unterstützung des Immunsystems und zur Aufrechterhaltung der Muskelmasse erforderlich sind. Die Gewährleistung einer angemessenen Proteinaufnahme ist für Krebspatienten besonders wichtig, da Behandlungen wie Chemotherapie und Strahlung zu Muskelverschwendung und zu erhöhtem Proteinbedarf führen können.

Gute Proteinquellen sind mageres Fleisch, Geflügel, Fisch, Milchprodukte, Eier, Hülsenfrüchte, Nüsse und Samen. In einigen Fällen können Proteinpräparate empfohlen werden, um Ihre Anforderungen zu erfüllen.

Fette sind für verschiedene Körperfunktionen, einschließlich Hormonproduktion, Gehirnfunktion und Absorption von fettlöslichen Vitaminen (A, D, E und K), essentiell. Es ist wichtig, gesunde Fette in Ihre Ernährung einzubeziehen, wie sie in Avocados, Nüssen, Samen, Olivenöl und fettem Fisch enthalten sind.

Diese Lebensmittel bieten nicht nur wesentliche Nährstoffe, sondern helfen auch bei der Bekämpfung der Entzündung, was für Krebspatienten ein Problem sein kann. Die Begrenzung von gesättigten und transfetten, die häufig in verarbeiteten Lebensmitteln zu finden sind, können Ihre Gesundheit weiter unterstützen und das Risiko von entzündungsbezogenen Komplikationen verringern.

Während Makronährstoffe in größeren Mengen benötigt werden, sind Mikronährstoffe, einschließlich Vitaminen und Mineralien, in kleineren Mengen erforderlich, sind jedoch für Ihre Gesundheit gleichermaßen wichtig.

Sie spielen eine wichtige Rolle in verschiedenen biochemischen Prozessen und unterstützen die Immunfunktion, die Energieerzeugung und die gesamte zelluläre Gesundheit.

Vitamine sind organische Verbindungen, die für das normale Wachstum und die normale Entwicklung erforderlich sind. Vitamine werden entweder fettlöslich oder wasserlöslich eingestuft. Fettlösliche Vitamine (A, D, E und K) werden im Fettgewebe und der Leber des Körpers gelagert und können bei Bedarf zugegriffen werden. Wasserlösliche Vitamine (B-Komplex und C) werden nicht im Körper gespeichert und müssen regelmäßig durch Ihre Ernährung konsumiert werden.

Vitamin A ist für normale Seh-, Haut- und immunologische Funktion notwendig. Es ist in Lebensmitteln wie Karotten, Süßkartoffeln, Spinat und Leber zu finden. Vitamin D, oft als "Sonnenscheinvitamin" bezeichnet, ist für die Knochengesundheit und die Immunfunktion von entscheidender Bedeutung.

Es kann aus Sonneneinstrahlung, fettem Fisch, befestigten Milchprodukten und Nahrungsergänzungsmitteln erhalten werden.

Vitamin E wirkt als starkes Antioxidans, der Zellen vor Schäden schützt, und kommt in Nüssen, Samen und Gemüseölen vor. Vitamin K ist wichtig für die Blutgerinnung und die Gesundheit von Knochen und kann in blattgrünem Gemüse wie Grünkohl und Spinat gefunden werden.

Die BComplex -Vitamine, einschließlich B1 (Thiamin), B2 (Riboflavin), B3 (Niacin), B6 (Pyridoxin), B9 (Folsäure) und B12 (Cobalamin), spielen unterschiedliche Rollen bei der Energieproduktion, zur Bildung von Red Blutzellen und neurologisch Funktion. Diese Vitamine kommen in einer Vielzahl von Lebensmitteln vor, darunter Vollkornprodukte, Fleisch, Milchprodukte, Blattgemüse und Hülsenfrüchte. Vitamin C, ein weiteres wasserlösliches Vitamin, ist für die Kollagenproduktion, die Wundheilung und die Immunfunktion unerlässlich. Es ist in Zitrusfrüchten, Erdbeeren, Paprika und Brokkoli reichlich vorhanden.

Mineralien sind anorganische Elemente, die für verschiedene Körperfunktionen von entscheidender Bedeutung sind, einschließlich Knochengesundheit, Flüssigkeitsausgleich und Muskelkontraktion. Zu den wichtigsten Mineralien gehören Kalzium, Eisen, Magnesium, Kalium und Zink.

Kalzium ist sowohl für die Knochengesundheit als auch für die Muskelfunktion unerlässlich. Es ist in Milchprodukten, Blattgrüngemüse und angereicherten Mahlzeiten vorhanden.

Eisen ist für den Sauerstofftransfer in der Blut- und Energieerzeugung essentiell. Es kann aus rotem Fleisch, Geflügel, Fisch, Hülsenfrüchten und angereicherten Getreide erhalten werden. Magnesium spielt eine Rolle bei über 300 biochemischen Reaktionen im Körper, einschließlich Muskel- und Nervenfunktion, und kommt in Nüssen, Samen, Vollkornprodukten und grünem Blattgemüse vor. Kalium ist für die Aufrechterhaltung des Flüssigkeitsausgleichs, der Nervenfunktion und der Muskelkontraktionen unerlässlich und ist in Obst, Gemüse und Hülsenfrüchten reichlich vorhanden. Zink unterstützt die Immunfunktion, die Wundheilung und die DNA - Synthese und befindet sich in Fleisch, Schalentieren, Hülsenfrüchten und Samen.

Während der Krebsbehandlung kann die Nachfrage Ihres Körpers nach bestimmten Vitaminen und Mineralien aufgrund des Stresses der Krankheit und der Auswirkungen der Behandlung zunehmen.

Beispielsweise kann eine Chemotherapie zu einem erhöhten oxidativen Stress führen, was eine höhere antioxidative Aufnahme erfordert, um die Zellen vor Schäden zu schützen.

Darüber hinaus können Behandlungen Nebenwirkungen wie Übelkeit, Erbrechen und Durchfall verursachen, die die Nährstoffgeschäfte Ihres Körpers erschöpfen können.

Um sicherzustellen, dass Sie Ihre Ernährungsbedürfnisse erfüllen, sind die regelmäßige Überwachung und Bewertung unerlässlich.

Dies beinhaltet Blutuntersuchungen, um Mängel zu überprüfen, sowie Konsultationen mit Ihrem Gesundheitsteam, um Ihren Ernährungsplan nach Bedarf anzupassen. In einigen Fällen kann eine Ergänzung erforderlich sein, um bestimmte Mängel anzugehen, aber es ist wichtig, dies unter der Leitung Ihres medizinischen Teams zu tun, um potenzielle Wechselwirkungen mit Krebsbehandlungen zu vermeiden.

Das Verständnis des Gleichgewichts von Makronährstoffen und Mikronährstoffen in Ihrer Ernährung bedeutet nicht nur darum, grundlegende Ernährungsbedürfnisse zu erfüllen. Es geht darum, die Fähigkeit Ihres Körpers zu optimieren, Krebs zu bekämpfen, die Genesung zu unterstützen und die allgemeine Gesundheit zu erhalten.

Eine gut abgerundete Diät, die eine Vielzahl von Nährstoffdichten enthält, kann Ihnen helfen, die Nebenwirkungen der Behandlung zu bewältigen, Ihr Immunsystem zu steigern und Ihre Lebensqualität zu verbessern.

Entmystifizierende Makronährstoffe: Protein, Kohlenhydrate und Fett

In der komplexen Ernährungswelt spielen Makronährstoffe eine entscheidende Rolle bei der Gestaltung unserer allgemeinen Gesundheit und unseres Wohlbefindens. Kohlenhydrate, Proteine und Fette sind die Grundkomponenten unserer Lebensmittel, die Energie für biologische Operationen liefern und wichtige Prozesse regulieren.

Das Verständnis der Kraft dieser Makronährstoffe ist für die Treffen von fundierten diätetischen Entscheidungen und zum Leben eines gesunden Lebensstils von wesentlicher Bedeutung. Hier bewege ich mich in die Feinheiten von Kohlenhydraten, Proteinen und Fetten, entschließt die Geheimnisse hinter ihren Funktionen und hebt ihre Bedeutung in unserem täglichen Leben hervor.

Kohlenhydrate 101

Kohlenhydrate sind die bevorzugte Energiequelle Ihres Körpers und bieten Kraftstoff für verschiedene physiologische Aktivitäten. Im Verbrauch verwandeln sich Kohlenhydrate in Glukose (auch als Blutzucker bezeichnet) und spielen eine Schlüsselrolle bei Funktionen wie Verdauung, Darmgesundheit und kognitive Funktion. Kohlenhydrate werden entweder einfach oder komplex eingestuft. Einfache Kohlenhydrate bestehen aus einem (Monosaccharid) oder zwei (Disaccharid) Zuckereinheiten. Sie schmecken süß und werden schnell von Ihrem Körper zerbrochen. Wenn Sie beispielsweise nach einem Donut greifen, um den Nachmittag zu durchsuchen und einen schnellen Energiespiegel zu erleben, gefolgt von einem Unfall, sind dies einfache Kohlenhydrate bei der Arbeit.

Einfache Kohlenhydrate, die in Lebensmitteln wie Früchten und Honig enthalten sind, werden schnell in Glukose umgewandelt und bieten einen schnellen Energieschub. Komplexe Kohlenhydrate, die in Mahlzeiten wie Vollkornprodukte und Gemüse enthalten sind, bieten kontinuierliche Energie, da sie länger dauern, bis sie verdaulich sind.

Ganze, unverarbeitete Kohlenhydrate sind entscheidend für die Aufrechterhaltung einer konsistenten Energiequelle und die Förderung der allgemeinen Gesundheit.

Einfache Kohlenhydrate umfassen gebackene Produkte, Soda und raffinierter Zucker, die alle in Maßen eingenommen werden sollten. Viele gesunde Lebensmittel wie Milch und Obst umfassen jedoch einfache Kohlenhydrate.

Vollkornprodukte, stärkehaltiges Gemüse, Kartoffeln, Hafer, Reis und Impulse sind ausgezeichnete Quellen für komplexe Kohlenhydrate. Die Ernährungsrichtlinien empfehlen, 45% -65% Ihrer gesamten täglichen Kalorien aus Kohlenhydraten zu erhalten. Die Betonung dieser gesünderen Kohlenhydratentscheidungen kann dazu beitragen, Ihr Energieniveau aufrechtzuerhalten und die wesentlichen Funktionen Ihres Körpers zu unterstützen, insbesondere während der Krebsbehandlung.

Protein 101

Proteine sind die Bausteine Ihres Körpers und verantwortlich für die Reparatur und den Bau von Geweben, die Synthese von Enzymen und Hormonen und die Unterstützung des Immunsystems.

Proteine, die Aminosäuren umfassen, spielen eine wichtige Rolle bei der Entwicklung und Reparatur der Muskeln. Der Verzehr einer Vielzahl von Proteinquellen wie mageres Fleisch, Fisch, Eier, Milchprodukte, Hülsenfrüchte und Nüsse sorgt dafür, dass Ihr Körper alle wesentlichen Aminosäuren, die er benötigt, erhält.

Eine angemessene Proteinaufnahme ist besonders für Personen, die sich einer Krebsbehandlung unterziehen, von entscheidender Bedeutung, da sie die Muskelwiederherstellung und das Wachstum unterstützt, was aufgrund von Muskelverschwendung durch Behandlungen wie Chemotherapie und Strahlung beeinträchtigt werden kann.

Proteine bestehen aus 20 Aminosäuren, von denen neun als wesentlich angesehen werden, was bedeutet, dass Ihr Körper sie benötigt, um zu funktionieren und sie nicht selbst produzieren. Lebensmittel, die alle neun essentiellen Aminosäuren enthalten, werden als komplette Proteine bezeichnet und umfassen Fische, Geflügel, Eier, Milchprodukte, Rindfleisch, Schweinefleisch und Soja - Produkte wie Tofu. Andere Proteinquellen sind Nüsse und Samen, Vollkornprodukte, Gemüse und Hülsenfrüchte.

Die empfohlene tägliche Zulage von Protein beträgt etwa 0,8 Gramm pro Kilogramm Körpergewicht (oder 0,36 Gramm pro Pfund). Diese Menge kann je nach individueller Bedürfnisse variieren, insbesondere in Zeiten erhöhter körperlicher Aktivität oder Stress, wie z. B. der Krebsbehandlung. Wenn Sie sicherstellen, dass Sie ein angemessenes Protein konsumieren, können Sie Ihr Immunsystem unterstützen, die Muskelmasse aufrechterhalten und die Gesamtbehandlungsergebnisse verbessern.

Fett 101

Entgegen dem Missverständnis, dass alle Fette schädlich sind, sind Fette für die allgemeine Gesundheit von wesentlicher Bedeutung. Sie dienen als konzentrierte Energiequelle, helfen bei der Absorption von fettlöslichen Vitaminen (A, D, E und K) und spielen eine entscheidende Rolle bei der Gesundheit des Gehirns. Fette bestehen aus kleineren Molekülen, die als Fettsäuren bekannt sind, die eine wichtige Rolle in Ihrem Körper dienen, z. B. Energieerzeugung, Schutz von Zellen, Bekämpfung von Entzündungen und Verzögerung der Verdauung, sodass Sie sich länger voll fühlen und Ihnen hilft, übermäßiges Essen zu vermeiden.

Es gibt zwei Fettformen: gesättigt und ungesättigt. Gesättigte Fette sind normalerweise bei Raumtemperatur fest, während ungesättigte Fette häufig flüssig sind. Beide Arten sind für Ihre Gesundheit von wesentlicher Bedeutung, aber gesättigte Fette können auch Ihren LDL - Cholesterinspiegel erhöhen und sollten in Maßen konsumiert werden. Beispiele für Lebensmittel mit hohem gesättigtem Fett sind Milch, Käse, Butter und einige Fleisch wie Rindfleisch und Schweinefleisch.

Ungesättigte Fette haben zahlreiche gesundheitliche Vorteile und können dazu beitragen, das Risiko für Herzerkrankungen zu verringern, den Cholesterinspiegel zu verbessern und die allgemeine Gesundheit zu fördern.

Beispiele für ein ungesättigte Fette sind Olivenöl, Avocados, Nüsse und Samen, während mehrfach ungesättigte Fette in Fettfischen, Sojabohnen, Walnüssen, Chiassamen und Hanfsamen gefunden werden. Transfette, die keinen Ernährungswert haben und möglicherweise für Ihre Gesundheit schädigen, sollten in Maßen vermieden oder aufgenommen werden. Diese Fette kommen in gebratenen Lebensmitteln, verarbeiteten Lebensmitteln und Backwaren vor.

Experten empfehlen, nicht mehr als 30 Gramm gesättigtes Fett pro Tag für Männer und 20 Gramm für Frauen zu konsumieren. Ihre tägliche Gesamtfettaufnahme sollte 20% -35% Ihrer allgemeinen täglichen Kalorien ausmachen, wobei die meiste Aufnahme die meisten fetten Fette ausmachen. Darüber hinaus sind Fette an der Hormonregulation beteiligt, was sie für verschiedene Körperfunktionen, einschließlich der reproduktiven Gesundheit und Stimmungsregulierung, von entscheidender Bedeutung macht.

Das Erreichen einer ausgewogenen Aufnahme von Kohlenhydraten, Proteinen und Fetten ist für eine optimale Gesundheit und das Wohlbefinden von wesentlicher Bedeutung. Das richtige Gleichgewicht variiert auf individuellen Faktoren wie Alter, Aktivitätsniveau und allgemeinen Gesundheitszielen. Eine gut abgerundete Ernährung umfasst eine Vielzahl von Vollwertkost mit reichlich Obst, Gemüse, Vollkornprodukten, mageren Proteinen und gesunden Fetten.

Durch die Überwachung der Portionsgrößen und der Bekanntheit der Signale des Körpers von Hunger und Fülle können Sie auch eine gesunde Makronährstoffaufnahme beibehalten.

Das Verständnis des Einflusses von Makronährstoffen ist für fundierte Ernährungsentscheidungen, die die Gesundheit fördern, von wesentlicher Bedeutung. Kohlenhydrate, Proteine und Fette sind unverzichtbare Bestandteile Ihrer Ernährung, die jeweils einzigartige Funktionen im Körper bedienen. Ein ausgewogener Ansatz zur Ernährung, das eine Vielzahl von Vollwertkost in diese Makronährstoffe einbezieht, ermächtigt Sie, Ihren Körper optimal zu befeuern. Indem Sie die Rollen von Kohlenhydraten, Proteinen und Fetten entmystifizieren, können Sie eine Reise in Richtung besserer Gesundheit, Vitalität und allgemeines Wohlbefinden unternehmen.

Denken Sie daran, dass sich Ihre Ernährungsbedürfnisse während der Krebsbehandlung ändern können. Regelmäßige Überwachung und Beratung mit Ihrem Gesundheitsteam sind wichtig, um Ihre Ernährung bei Bedarf anzupassen.

Die essentiellen Mikronährstoffe: Vitamine, Mineralien und Antioxidantien

Mikronährstoffe sind eine wesentliche Kategorie von Nährstoffen, die Ihr Körper benötigt. Dazu gehören Vitamine und Mineralien, die in Makromineralien, Spurenmineralien sowie Wasser- und fettlösliche Vitamine unterteilt werden können. Eine angemessene Aufnahme von Mikronährstoffen bedeutet häufig, eine ausgewogene Ernährung anzustreben.

Vitamine sind für die Energieproduktion, die Immunfunktion, die Blutgerinnung und andere wichtige Prozesse erforderlich. In der Zwischenzeit spielen Mineralien eine entscheidende Rolle bei Wachstum, Knochengesundheit, Flüssigkeitsausgleich und zahlreichen anderen Funktionen. Das Verständnis dieser Mikronährstoffe ist für die Aufrechterhaltung der allgemeinen Gesundheit von wesentlicher Bedeutung, insbesondere während der Krebsbehandlung.

Was sind Mikronährstoffe?

Der Ausdruck Mikronährstoffe bezieht sich auf Vitamine und Mineralien im Allgemeinen. Im Gegensatz zu

Makronährstoffen, zu denen Proteine, Fette und Kohlenhydrate gehören, benötigt Ihr Körper kleinere Mengen an Mikronährstoffen. Deshalb werden sie als "Micro" bezeichnet. Der Mensch muss Mikronährstoffe aus Lebensmitteln erhalten, da Ihr Körper die meisten Vitamine und Mineralien selbst nicht produzieren kann, was diese essentiellen Nährstoffe herstellt.

Vitamine sind organische Verbindungen, die von Pflanzen und Tieren hergestellt werden, die durch Hitze, Säure oder Luft zerlegt werden können. Mineralien hingegen sind anorganisch und existieren im Boden oder in Wasser, die durch diese Elemente unverändert bleiben. Wenn Sie essen, verbrauchen Sie die Vitamine, die Pflanzen und Tiere erzeugt haben, oder die Mineralien, die sie absorbiert haben.

Jedes Essen hat einen anderen Mikronährstoffgehalt, daher ist es am besten, eine Vielzahl von Lebensmitteln zu essen, um eine ausreichende Menge an Vitaminen und Mineralien zu erhalten. Ein geeigneter Verbrauch aller Mikronährstoffe ist für eine gute Gesundheit erforderlich, da jedes Vitamin und jedes Mineral eine eigene Funktion in Ihrem Körper dienen. Sie sind wesentlich für Wachstum, immunologische Funktion, Gehirnentwicklung und eine Vielzahl anderer wichtiger Prozesse.

Bestimmte Mikronährstoffe können auch dazu beitragen, Krankheiten zu verhindern und zu behandeln.

Typen und Funktionen von Mikronährstoffen

Vitamine und Mineralien werden in vier Kategorien eingeteilt: wasserlösliche Vitamine, fettlösliche Vitamine, Makromineralien und Spurenmineralien. Unabhängig vom Typ werden Vitamine und Mineralien ähnlich in Ihrem Körper absorbiert und in vielen Prozessen interagieren.

Wasserlösliche Vitamine

Die meisten Vitamine lösen sich in Wasser auf und werden so wie wasserlöslich eingestuft. Sie sind nicht leicht in Ihrem Körper aufbewahrt und werden mit Urin ausgespült, wenn sie im Überschuss verzehrt werden. Während jedes wasserlösliche Vitamin eine einzigartige Rolle spielt, sind ihre Funktionen miteinander verbunden. Zum Beispiel wirken die meisten B -Vitamine als Coenzyme, die dazu beitragen, wichtige chemische Reaktionen auszulösen, die für die Energieerzeugung erforderlich sind.

Die wasserlöslichen Vitamine haben die folgenden Funktionen:

• **Vitamin B1 (Thiamin):** Hilft, Nährstoffe in Energie umzuwandeln.

- **Vitamin B2 (Riboflavin):** notwendig für die Energieerzeugung, die Zellfunktion und den Fettstoffwechsel.

- **Vitamin B3 (Niacin):** Fördert die Energieerzeugung aus Lebensmitteln.

- **Vitamin B5 (Pantothensäure)** ist für die Fettsäureproduktion erforderlich.

- **Vitamin B6 (Pyridoxin):** Ermöglicht Ihrem Körper, Zucker aus gespeicherten Kohlenhydraten für Energie freizusetzen und rote Blutkörperchen zu produzieren.

- **Vitamin B7 (Biotin):** ist am Metabolismus von Fettsäuren, Aminosäuren und Glucose beteiligt.

- **Vitamin B9 (Folsäure):** Für die normale Zellteilung erforderlich.

- **Vitamin B12 (Cobalamin)** ist für die Entwicklung von roten Blutkörperchen sowie normaler Nerven- und Gehirnfunktion erforderlich.

- **Vitamin C (Ascorbinsäure)** ist für die Produktion von Neurotransmitter und Kollagen erforderlich, des primären Proteins in Ihrer Haut.

Wasserlösliche Vitamine tragen dazu bei, Energie zu produzieren und andere Aktivitäten auszuführen. Da diese Vitamine nicht im Körper gespeichert werden können, müssen sie durch Diät erhalten werden. Die Quellen und empfohlenen Ernährungszustände (RDAs) oder angemessene Aufnahmen (AIS) von wasserlöslichen Vitaminen sind:

Nährstoffe	Quelle	RDA oder KI (Erwachsene> 19 Jahre)
Vitamin B1 (Thiamin)	Vollkorn, Fleisch, Fisch	1.1-1. 2 mg
Vitamin B2 (riboflavin)	Organ Fleisch, Eier, Milch	1.1-1.3 mg
Vitamin B3 (niacin)	Fleisch, Lachs, Blattgemüse, Bohnen	14-16 mg
Vitamin B5 (Pantothensäure)	Organfleisch, Pilze, Thunfisch, Avocado	5 mg
Vitamin B6 (Pyridoxin)	Fisch, Milch, Karotte, Kartoffeln	1.3-1.7 mg
Vitamin B7 (Biotin)	Eier, Mandeln, Spinat, Süßkartoffeln	30 mcg
Vitamin B9 (Folsäure)	Rindfleisch, Leber, Schwarz-Augenerbsen, Spinat, Spargel	400 mcg
Vitamin B12 (cobalamin)	Muscheln, Fisch, Fleisch	2.4 mcg
Vitamin C Ascorbinsäure)	Zitrusfrüchte, Paprika, Rosen, Sprossen	75-90 mg

Fettlösliche Vitamine

Fettlösliche Vitamine lösen sich nicht in Wasser auf. Sie werden am effektivsten absorbiert, wenn sie zusammen mit einer Fettquelle eingenommen werden. Nach der Einnahme werden fettlösliche Vitamine in der Leber und im Fettgewebe für die spätere Verwendung gespeichert.

Die Namen und Funktionen fettlöslicher Vitamine sind:

• **Vitamin A**: Unverzichtbar für die Erhaltung gesunder Sehkraft, Haut und Immunfunktion. Enthalten in Lebensmitteln wie Karotten, Süßkartoffeln, Spinat und Leber.

• **Vitamin D**: Entscheidend für Knochengesundheit und Immunfunktion. Es kann durch Sonnenlicht, fetten Fisch, angereicherte Milchprodukte und bei Bedarf durch Nahrungsergänzungsmittel gewonnen werden.

• **Vitamin E:** Wirkt als starkes Antioxidans und schützt Zellen vor Schäden. Enthalten in Nüssen, Samen und Pflanzenölen.

• **Vitamin K**: Wichtig für die Blutgerinnung und Knochengesundheit. Enthalten in grünem Blattgemüse wie Grünkohl und Spinat.

Die Quellen und empfohlenen Zufuhrmengen fettlöslicher Vitamine sind:

Nährwerte	Quelle	RDA oder AI (Erwachsene > 19 Jahre)
Vitamin A	Retinol (Leber, Milchprodukte, Fisch), Carotinoide (Süßkartoffeln, Karotten, Spinat)	700-900 mcg
Vitamin D	Sonnenlicht, Fischöl, Milch	15-20 mcg
Vitamin E	Sonnenblumenkerne, Weizenkeime, Mandeln	15 mg
Vitamin K	Blattgemüse, Sojabohnen, Kürbis	90-120 mcg

Makromineralien

Makromineralien werden in größeren Mengen benötigt als Spurenelemente, um ihre einzigartigen Funktionen in Ihrem Körper auszuführen.

Die Makromineralien und einige ihrer Funktionen umfassen:

• Kalzium ist für die gesunde Bildung und Funktion von Knochen und Zähnen notwendig. Fördert die Muskelfunktion und die Kontraktion von Blutgefäßen.

• Phosphor ist ein Bestandteil von Knochen- und Zellmembranstrukturen.

• Magnesium: Hilft bei der Regulierung von über 300 Enzymprozessen, einschließlich des Blutdrucks.

• Natrium ist ein Elektrolyt, das hilft, Flüssigkeiten auszugleichen und den Blutdruck aufrechtzuerhalten.

• Chlorid wird häufig in Verbindung mit Natrium gesehen. Es fördert den Flüssigkeitshaushalt und wird zur Herstellung von Verdauungssäften verwendet.

• Kalium ist ein Elektrolyt, das Zellen hilft, den Flüssigkeitshaushalt aufrechtzuerhalten und die Nervenübertragung und Muskelfunktion unterstützt.

• Schwefel kommt in jedem lebenden Gewebe vor, einschließlich der Aminosäuren Methionin und Cystein.

Quellen und empfohlene Makromineralienzufuhr sind:

Nährstoffe	Quelle	RDA oder AI (Erwachsene > 19 Jahre)
Kalzium	Milchprodukte, Blattgemüse, Brokkoli	1000-1200 mg
Phosphor	Lachs, Joghurt, Truthahn	700 mg
Magnesium	Mandeln, Cashews, schwarze Bohnen	310-420 mg
Natrium	Salz, verarbeitete Lebensmittel, Dosensuppe	1500 mg
Chlorid	Seetang, Salz, Sellerie	1800-2300 mg
Kalium	Linsen, Eichelkürbis, Bananen	2600-3400 mg

Schwefel	Knoblauch, Zwiebeln, Rosenkohl, Eier, Mineralwasser	Nicht festgelegt

Spurenelemente

Spurenelemente werden in geringeren Mengen benötigt als Makromineralien, spielen aber dennoch eine wichtige Rolle im Körper.

Die Spurenelemente und ihre Rollen umfassen:

• Eisen: Hilft bei der Sauerstoffversorgung der Muskeln und unterstützt die Produktion bestimmter Hormone.

• Mangan fördert den Glukose-, Aminosäure- und Cholesterinstoffwechsel.

• Kupfer wird für die Bildung von Bindegewebe sowie für die ordnungsgemäße Funktion des Gehirns und Nervensystems benötigt.

• Zink ist für eine gesunde Entwicklung, immunologische Funktion und Wundheilung notwendig.

• Jod: Hilft bei der Regulierung der Schilddrüsenfunktion.

• Fluorid wird für die Bildung von Knochen und Zähnen benötigt.

• Selen ist für die Schilddrüsenfunktion, die Fortpflanzung und die antioxidative Abwehr unerlässlich.

Die Quellen und empfohlenen Aufnahmemengen von Spurenelementen sind:

Nährstoffe	Quelle	RDA oder AI (Erwachsene > 19 Jahre)
Eisen	Austern, weiße Bohnen, Spinat	8-18 mg
Mangan	Ananas, Pekannüsse, Erdnüsse	1.8-2.3 mg
Kupfer	Leber, Krabben, Cashewnüsse	900 mcg
Zink	Austern, Krabben, Kichererbsen	8-11 mg
Jod	Seetang, Kabeljau, Kichererbsen	150 mcg
Fluorid	Fruchtsaft, Wasser, Krabben	3-4 mg
Selen	Paranüsse, Sardinen, Schinken	55 mcg

Zu den essentiellen Mikronährstoffen gehören Vitamine, Mineralien und Antioxidantien.

Gesundheitliche Vorteile von Mikronährstoffen

Alle Mikronährstoffe sind für die gesunde Funktion Ihres Körpers entscheidend. Eine ausgewogene Ernährung, die reich an Vitaminen und Mineralien ist, ist für eine gute Gesundheit unerlässlich und kann sogar bei der Vorbeugung von Krankheiten helfen. Denn Mikronährstoffe sind an fast jeder Aktivität in Ihrem Körper beteiligt. Darüber hinaus können mehrere Vitamine und Mineralien als Antioxidantien wirken.

Antioxidantien können vor Zellschäden schützen, die mit mehreren Erkrankungen wie Krebs, Fettleibigkeit und Herz-Kreislauf-Erkrankungen in Verbindung gebracht werden.

Studien haben beispielsweise eine angemessene Aufnahme der Vitamine A und C in der Nahrung mit einem geringeren Risiko für einige Krebsarten in Verbindung gebracht. Eine ausreichende Aufnahme von Eisen und Kupfer in Ihrer Ernährung kann dazu beitragen, den Verlauf der Alzheimer-Krankheit zu verlangsamen.

Bestimmte Mineralien können auch dazu beitragen, Krankheiten vorzubeugen und zu behandeln. Ein niedriger Selenspiegel im Blut wurde mit einem erhöhten Risiko für Herzerkrankungen in Verbindung gebracht. Einer früheren Auswertung von Beobachtungsdaten zufolge reduzierte eine Erhöhung der Selenkonzentration im Blut um 50 % die Häufigkeit von Herzerkrankungen um 24 %. Diese Studien zeigen, dass die Aufnahme ausreichender Mengen aller Mikronährstoffe, insbesondere jener mit antioxidativen Eigenschaften, mehrere gesundheitliche Vorteile hat.

Es ist jedoch unklar, ob die Aufnahme von mehr als den empfohlenen Mengen bestimmter Mikronährstoffe, sei es durch Mahlzeiten oder Nahrungsergänzungsmittel, zusätzliche Vorteile bietet.

Mikronährstoffmangel und -toxizität

Mikronährstoffe benötigen bestimmte Mengen, um ihre jeweiligen Aufgaben im Körper zu erfüllen. Eine übermäßige oder unzureichende Vitamin- oder Mineralstoffaufnahme kann zu schädlichen Nebenwirkungen führen.

Mangel

Die meisten gesunden Menschen können über eine ausgewogene Ernährung genügend Mikronährstoffe aufnehmen, es gibt jedoch mehrere häufige Nährstoffmängel, die bestimmte Gruppen betreffen. Dazu gehören:

• **Vitamin D:** Viele Amerikaner leiden unter einem Vitamin-D-Mangel, hauptsächlich aufgrund mangelnder Sonneneinstrahlung.

• **Vitamin B12**: Veganer und Vegetarier können einen Vitamin-B12-Mangel entwickeln, wenn sie tierische Produkte meiden.

Ältere Menschen sind zusätzlich gefährdet, da ihre Absorptionsrate mit zunehmendem Alter abnimmt.

• **Vitamin A**: In armen Ländern fehlt es Frauen und Kindern häufig an ausreichend Vitamin A.

• Eisenmangel kommt häufig bei Vorschulkindern, menstruierenden Frauen und Vegetariern vor.

• **Kalzium**: Etwa 22 % der Männer und 10 % der Frauen über 50 nehmen nicht ausreichend Kalzium zu sich.

Die Anzeichen, Symptome und langfristigen Auswirkungen dieser Mängel variieren je nach Vitamin, aber sie können schädlich für die gesunde Funktion Ihres Körpers und die allgemeine Gesundheit sein.

Toxizität

Mikronährstofftoxizität ist weniger verbreitet als Mangelerscheinungen. Sie treten besonders häufig bei hohen Dosen der fettlöslichen Vitamine A, D, E und K auf, die in Ihrer Leber und Ihrem Fettgewebe gespeichert werden können. Sie können nicht wie wasserlösliche Vitamine aus Ihrem Körper ausgeschieden werden.

Mikronährstofftoxizität wird am häufigsten durch übermäßige Nahrungsergänzung und nicht durch Nahrungsquellen verursacht. Die Anzeichen und Symptome einer Vergiftung unterscheiden sich je nach Nährstoff. Es ist wichtig zu beachten, dass eine übermäßige Einnahme einiger Mineralien schädlich sein kann, auch wenn keine offensichtlichen Vergiftungssymptome auftreten.

Mikronährstoffpräparate

Der sicherste und effektivste Ansatz, um genügend Vitamine und Mineralien zu erhalten, scheint die Aufnahme über die Nahrung zu sein. Um die langfristigen Folgen von Giftstoffen und Nahrungsergänzungsmitteln richtig zu verstehen, sind weitere Studien erforderlich. Menschen, bei denen das Risiko eines bestimmten Vitaminmangels besteht, können hingegen von der Einnahme von Nahrungsergänzungsmitteln nach ärztlicher Verschreibung profitieren. Wenn Sie Mikronährstoffpräparate einnehmen möchten, achten Sie auf von Dritten zertifizierte Produkte. Sofern Sie nicht ausdrücklich von einem Gesundheitsexperten angewiesen werden, vermeiden Sie Produkte mit „Super"- oder „Mega"-Dosen eines Vitamins.

Teil 3: Unterstützung Ihres Körpers durch Behandlung

Kapitel 5: Umgang mit Nebenwirkungen der Behandlung mithilfe von Nahrungsmitteln

„Der Körper ist ein Garten", bemerkte Voltaire einmal,
„und es ist unsere Pflicht, ihn zu pflegen."

Dieses Gefühl gilt insbesondere für Krebspatienten, die sich durch das oft turbulente Terrain der Behandlung bewegen. Auf dem Weg durch die Krebsbehandlung begegnen Patienten oft einer Vielzahl von Nebenwirkungen, die ihre Lebensqualität und ihr allgemeines Wohlbefinden beeinträchtigen können. Unter diesen sind die Auswirkungen auf die Ernährung und die Fähigkeit, sich gesund zu ernähren, erheblich. Die Schnittstelle zwischen Onkologie und Ernährung bietet eine einzigartige Gelegenheit, diese Nebenwirkungen zu bewältigen und zu mildern, nicht nur mit Medikamenten, sondern mit dem Lebensunterhalt selbst: Nahrung.

Das Konzept, Nahrung als Mittel zur Bewältigung der Nebenwirkungen einer Krebsbehandlung einzusetzen, wurzelt in dem Verständnis, dass das, was wir essen, die

Reaktionen unseres Körpers beeinflussen kann. Krebsbehandlungen zielen zwar auf bösartige Zellen ab, können aber unbeabsichtigt normale Zellen und physiologische Prozesse beeinflussen, was zu Nebenwirkungen führt, die von leicht bis lähmend reichen.

Zu diesen können unter anderem Übelkeit, Erbrechen, veränderte Geschmacksempfindungen, Appetitlosigkeit und Magen-Darm-Störungen gehören. Die Rolle einer optimalen Ernährung wird in diesem Zusammenhang von größter Bedeutung und dient als ergänzende Strategie zu traditionellen medizinischen Eingriffen. Eine der Hauptsorgen bei der Krebsbehandlung ist die Behandlung von gastrointestinalen Nebenwirkungen wie Übelkeit und Erbrechen.

Diese Symptome können zu einer verringerten Nahrungs- und Flüssigkeitsaufnahme führen, was zu Gewichtsverlust und Unterernährung führt. Um dem entgegenzuwirken, können kleine, häufige Mahlzeiten, die den Magen nicht belasten und reich an Nährstoffen sind, hilfreich sein. Lebensmittel wie Ingwer, Pfefferminze und Cracker werden oft wegen ihrer übelkeitshemmenden Eigenschaften empfohlen. Darüber hinaus kann es helfen, den ganzen Tag über mit kleinen Schlucken Wasser oder elektrolytreichen

Getränken ausreichend Flüssigkeit zu sich zu nehmen, um einer Dehydrierung vorzubeugen.

Eine weitere häufige Nebenwirkung ist eine Veränderung des Geschmacks oder Geruchs, die das Essen weniger ansprechend machen und zu einem verminderten Appetit führen kann. Das Experimentieren mit verschiedenen Geschmacksrichtungen, Texturen und Temperaturen kann dabei helfen, schmackhaftere Lebensmittel zu finden. Das Hinzufügen von Kräutern, Gewürzen und Soßen kann den Geschmack von Lebensmitteln verbessern und den Appetit anregen. Für diejenigen, die einen metallischen Geschmack verspüren, kann es hilfreich sein, Plastikbesteck zu verwenden und Konserven zu vermeiden.

Auch Appetitlosigkeit ist für viele Krebspatienten eine Herausforderung. Kalorienreiche, nährstoffreiche Lebensmittel können die benötigte Energie und Nährstoffe liefern, ohne dass große Portionen erforderlich sind. Smoothies, Shakes und Suppen können voller Proteine, gesunder Fette und Vitamine sein und sind daher eine ausgezeichnete Wahl für diejenigen, die Schwierigkeiten haben, feste Nahrung zu sich zu nehmen.

Für Patienten mit Verstopfung oder Durchfall sind Ernährungsumstellungen von entscheidender Bedeutung.

Eine Ernährung reich an löslichen Ballaststoffen kann helfen, den Stuhlgang zu regulieren, während probiotische Lebensmittel wie Joghurt die Darmgesundheit unterstützen können. Andererseits kann es für Patienten mit Durchfall notwendig sein, ballaststoffreiche Lebensmittel und Koffein zu vermeiden.

Gewichtskontrolle ist ein weiterer Aspekt der Krebsernährung, der nicht übersehen werden darf. Einige Patienten können Gewicht verlieren, während andere aufgrund behandlungsbedingter Faktoren an Gewicht zunehmen. Die Überwachung der Kalorienaufnahme und leichte körperliche Aktivität, soweit verträglich, können dazu beitragen, ein gesundes Gewicht zu halten.

Wunden im Mund und Schluckbeschwerden sind schmerzhafte Nebenwirkungen, die das Essen erschweren können. Weiche, beruhigende Lebensmittel sind in dieser Situation oft die beste Wahl. Lebensmittel wie Joghurt, Apfelmus, Kartoffelbrei und Smoothies können leichter zu schlucken sein und reizen wunde Stellen im Mund weniger.

Das Vermeiden von sauren, scharfen oder groben Lebensmitteln kann weitere Reizungen verhindern. Das Trinken durch einen Strohhalm kann helfen, Flüssigkeiten von schmerzenden Stellen im Mund wegzuleiten. Darüber hinaus können kalte Lebensmittel wie Eiscreme oder Eis am Stiel den Mund betäuben und vorübergehende Schmerzlinderung verschaffen.

Die Knochengesundheit kann auch durch Krebsbehandlungen beeinträchtigt werden, insbesondere durch solche, die Steroide oder Hormontherapien beinhalten. Eine ausreichende Aufnahme von Kalzium und Vitamin D ist entscheidend für die Aufrechterhaltung der Knochenstärke. Milchprodukte, angereicherte pflanzliche Milch, Blattgemüse und Fisch mit Gräten (wie Sardinen) sind ausgezeichnete Kalziumquellen. Vitamin D kann durch Sonnenlicht, fetten Fisch und angereicherte Mahlzeiten gewonnen werden. In einigen Fällen können Nahrungsergänzungsmittel erforderlich sein, um sicherzustellen, dass Sie genug von diesen wichtigen Nährstoffen bekommen.

Auch die psychologischen Auswirkungen der Krebsbehandlung auf die Essgewohnheiten sind erheblich. Essen ist nicht nur Nahrung; es wird auch mit Genuss, sozialen Interaktionen und emotionalem Wohlbefinden in Verbindung gebracht. Eine positive Essumgebung zu schaffen, Familie und Freunde in die Essenszubereitung einzubeziehen und den Schwerpunkt auf den Genuss des

Essens zu legen, kann zu einem besseren Esserlebnis beitragen.

Es ist wichtig, sich daran zu erinnern, dass jeder Mensch eine einzigartige Erfahrung mit der Krebsbehandlung macht und was bei einer Person funktioniert, bei einer anderen möglicherweise nicht funktioniert. Wenn Sie auf Ihren Körper hören und darauf achten, wie Sie sich bei verschiedenen Nahrungsmitteln fühlen, können Sie die beste Ernährungsweise für Ihre spezifischen Bedürfnisse finden. Ein Ernährungstagebuch zu führen kann ein hilfreiches Instrument sein, um Ihre Nahrungsaufnahme zu verfolgen und Muster oder Veränderungen der Symptome zu notieren.

Müdigkeit: Strategien für mehr Energie

„Energie und Ausdauer überwinden alles." – Benjamin Franklin

Müdigkeit ist eine häufige und oft erwartete Nebenwirkung von Krebs und seiner Behandlung. Es handelt sich um ein anhaltendes, subjektives Gefühl der Erschöpfung im Zusammenhang mit Krebs oder seiner Behandlung, das das normale Funktionieren beeinträchtigt. Im Gegensatz zu den normalen Energieschwankungen, die gesunde Menschen erleben, ist krebsbedingte Müdigkeit schwerwiegender, belastender und lässt sich durch Ruhe weniger gut lindern. Diese Art von Müdigkeit kann die Lebensqualität eines Patienten erheblich beeinträchtigen und körperliche, emotionale und kognitive Funktionen beeinträchtigen.

Für diejenigen, die sich einer Krebsbehandlung unterziehen, ist die Bewältigung der Müdigkeit von größter Bedeutung. Dazu gehört ein vielschichtiger Ansatz, der medizinische Eingriffe, Änderungen des Lebensstils und Ernährungsstrategien umfasst. Insbesondere Letzteres bietet einen nicht-pharmakologischen Weg, der Patienten befähigen kann, eine aktive Rolle bei der Bewältigung ihrer Symptome zu übernehmen.

Die Ernährung spielt eine entscheidende Rolle bei der Bekämpfung von Müdigkeit. Der Körper benötigt eine Vielzahl von Nährstoffen, um Energie zu produzieren und Muskelkraft und Ausdauer aufrechtzuerhalten. Während der Krebsbehandlung steigt der Energie- und Proteinbedarf des Körpers, sodass eine Ernährung, die die Energieproduktion unterstützt und die Muskelmasse erhält, unerlässlich ist.

Protein ist ein wichtiger Nährstoff für Energie und Muskelerhalt. Es ist lebenswichtig für die Reparatur von Körpergewebe und Immunsystem.

Krebspatienten sollten darauf achten, zu jeder Mahlzeit und jedem Snack eine Proteinquelle zu sich zu nehmen. Gute Proteinquellen sind mageres Fleisch, Geflügel, Fisch, Eier, Milchprodukte, Nüsse, Samen, Bohnen und Hülsenfrüchte.

Kohlenhydrate sind die wichtigste Energiequelle des Körpers. Sie sollten hauptsächlich aus komplexen Kohlenhydraten bestehen, die eine stetige Energiefreisetzung ermöglichen, und nicht aus einfachen Zuckern, die zu schnellen Spitzen und Abfällen des Blutzuckerspiegels führen können.

Vollkorn, Obst, Gemüse und Hülsenfrüchte sind ausgezeichnete Quellen für komplexe Kohlenhydrate, die auch Ballaststoffe, Vitamine und Mineralien liefern.

Gesunde Fette sind ebenfalls wichtig. Sie liefern eine konzentrierte Energiequelle und helfen bei der Aufnahme fettlöslicher Vitamine. Quellen für gesunde Fette sind Avocados, Nüsse, Samen, Olivenöl und fetter Fisch wie Lachs, der auch reich an Omega-3-Fettsäuren ist, die für ihre entzündungshemmenden Eigenschaften bekannt sind.

Auch die Flüssigkeitszufuhr ist entscheidend, da selbst leichte Dehydrierung das Müdigkeitsgefühl verschlimmern kann. Wasser, Kräutertees und Suppen auf Brühenbasis sind eine gute Wahl, um den Flüssigkeitshaushalt aufrechtzuerhalten.

Mikronährstoffe, insbesondere B-Vitamine, Vitamin D, Eisen, Magnesium und Kalium, spielen eine wichtige Rolle im Energiestoffwechsel und der Muskelfunktion. Eine Ernährung reich an Obst, Gemüse, Vollkorn und magerem Eiweiß kann dazu beitragen, eine ausreichende Aufnahme dieser wichtigen Nährstoffe sicherzustellen.

Die Aufnahme antioxidantienreicher Lebensmittel in Ihre Ernährung kann Entzündungen und oxidativen Stress bekämpfen, die beide zu Müdigkeit beitragen können. Beeren, dunkelgrünes Blattgemüse, Nüsse und Samen sind reich an Antioxidantien. Diese Lebensmittel können dazu beitragen, Ihre Zellen vor Schäden zu schützen und Ihre allgemeine Gesundheit während der Behandlung zu unterstützen.

Probiotikareiche Lebensmittel wie Joghurt, Kefir, Sauerkraut und andere fermentierte Gemüsesorten können die Darmgesundheit unterstützen und die Verdauung verbessern. Ein gesundes Darmmikrobiom ist für die Nährstoffaufnahme und das allgemeine Energieniveau unerlässlich.

Die Aufnahme dieser Lebensmittel in Ihre Ernährung kann dazu beitragen, eine ausgewogene Darmflora aufrechtzuerhalten und Ihr Immunsystem zu unterstützen.

Die Erstellung eines Speiseplans kann dazu beitragen, dass Sie sich ausgewogen ernähren und Ihren Energiebedarf decken. Die Planung von Mahlzeiten und Snacks im Voraus kann Zeit sparen und Stress reduzieren, sodass es einfacher ist, sich an einen nahrhaften Ernährungsplan zu halten. Erwägen Sie, große Mengen zu kochen und Mahlzeiten im Voraus zuzubereiten, damit Sie auch an Tagen, an denen Sie sich zu müde zum Kochen fühlen, gesunde Optionen zur Hand haben.

Beratung und Unterstützung können hilfreich sein, um die emotionalen und psychologischen Aspekte von Müdigkeit zu bewältigen. Ein Gespräch mit einem Ernährungsberater oder einem Ernährungswissenschaftler kann Ihnen individuelle Ernährungsratschläge geben und bei der Entwicklung von Speiseplänen helfen, die Behandlungsplänen und Nebenwirkungen Rechnung tragen.

Komplementäre Therapien wie Yoga, Massage und Akupunktur können ebenfalls dazu beitragen, Müdigkeit zu reduzieren und das Energieniveau zu verbessern.

Diese Therapien können konventionelle Behandlungen ergänzen, indem sie dazu beitragen, Stress abzubauen, den Schlaf zu verbessern und das allgemeine Wohlbefinden zu steigern.

Eine positive Einstellung und Aktivitäten, die Ihnen Spaß machen, können ebenfalls helfen, Müdigkeit zu reduzieren. Hobbys nachzugehen, Zeit mit Ihren Lieben zu verbringen und an sozialen Aktivitäten teilzunehmen, kann ein Gefühl von Normalität vermitteln und Ihr emotionales Wohlbefinden verbessern. Es ist wichtig, Freude an alltäglichen Aktivitäten zu finden und mit Ihrem Unterstützungsnetzwerk in Verbindung zu bleiben.

Denken Sie daran, dass der Umgang mit Müdigkeit ein fortlaufender Prozess ist und es wichtig ist, Geduld mit sich selbst zu haben. Manche Tage werden besser sein als andere, und das ist in Ordnung. Wenn Sie diese Strategien konsequent umsetzen und bei Bedarf Anpassungen vornehmen, können Sie Ihr Energieniveau verbessern und Ihre Lebensqualität während der Krebsbehandlung steigern.

Übelkeit und Erbrechen: Lebensmittel zur Linderung und Unterstützung

„Essen ist die primitivste Form des Trostes." – Sheilah Graham Westbrook

Übelkeit und Erbrechen gehören zu den häufigsten und belastendsten Nebenwirkungen bei Krebspatienten während der Behandlung. Diese Symptome können die Fähigkeit eines Patienten, ausreichende Ernährung und Flüssigkeitszufuhr aufrechtzuerhalten, die für Heilung und Genesung entscheidend sind, erheblich beeinträchtigen.

Die Herausforderung besteht daher darin, Nahrungsmittel zu finden, die nicht nur den Magen beruhigen, sondern auch den Nährstoffbedarf des Körpers decken.

Die Beziehung zwischen Nahrungsmitteln und der Behandlung von Übelkeit und Erbrechen ist komplex. Bestimmte Nahrungsmittel können helfen, die Magenschleimhaut zu stabilisieren, Entzündungen zu reduzieren und leicht verdauliche Nährstoffe zu liefern, die die Symptome weniger wahrscheinlich verschlimmern. Der Schlüssel liegt darin, sich auf Nahrungsmittel zu konzentrieren, die den Magen schonen, die Sinne ansprechen und reich an Nährstoffen sind.

• **Schonende Nahrungsmittel**: Es kann vorteilhaft sein, mit milden, stärkehaltigen Nahrungsmitteln zu beginnen. Nahrungsmittel wie Toast, Cracker und Brezeln werden oft empfohlen, da sie leicht verdaulich sind und den Magen wahrscheinlich nicht reizen1. Diese Nahrungsmittel können auch Magensäure absorbieren und werden im Allgemeinen gut vertragen, selbst wenn die Übelkeit am stärksten ist.

• **Ingwer**: Ingwer ist für seine übelkeitshemmenden Eigenschaften bekannt. Er kann in verschiedenen Formen eingenommen werden, beispielsweise als Ingwertee, Ingwerkaugummi oder sogar als rohe Ingwerscheiben. Die Wirkstoffe im Ingwer können den Magen beruhigen und Übelkeit lindern.

• **Kalte Speisen**: Auch kalte oder zimmerwarme Speisen können hilfreich sein, da sie weniger Geruch haben, was von Vorteil sein kann, wenn starke Gerüche Übelkeit verschlimmern4. Speisen wie Gelatine, Eis am Stiel und kaltes Obst können erfrischend sein und lösen weniger wahrscheinlich Symptome aus.

• **Flüssigkeitszufuhr**: Eine ausreichende Flüssigkeitszufuhr ist wichtig, insbesondere wenn Erbrechen auftritt. Kleine, häufige Schlucke klarer Flüssigkeiten können Dehydrierung verhindern. Getränke wie stille kohlensäurehaltige

Getränke, verdünnte Fruchtsäfte und Kräutertees können beruhigend wirken.

• **Kalorienreiche Speisen**: Für Patienten, die mit der Gewichtserhaltung zu kämpfen haben, können kalorienreiche Speisen, die leicht zu essen sind, dringend benötigte Energie liefern. Zu den Optionen gehören Pudding, Eiscreme, Sorbets, Joghurt und Milchshakes4. Diese können in kleinen Mengen über den Tag verteilt eingenommen werden, um die Kalorienaufnahme aufrechtzuerhalten.

• **Protein**: Proteinreiche Lebensmittel sind wichtig für Heilung und Genesung. Gekochtes oder gebackenes Fleisch, Fisch und Geflügel, gut gekochte Eier und fettarme Milchprodukte können gute Proteinquellen sein, die weniger wahrscheinlich Übelkeit verursachen.

• **Obst und Gemüse**: Weiches, mildes Obst und Gemüse wie Pfirsiche aus der Dose oder gekochte Kartoffeln können in die Ernährung aufgenommen werden. Sie liefern Vitamine und Mineralien, ohne das Verdauungssystem übermäßig zu belasten.

• **Vermeidung von Reizstoffen**: Es wird allgemein empfohlen, fette, frittierte, scharfe oder sehr süße Lebensmittel zu vermeiden, da diese schwerer verdaulich sein und eher Übelkeit verursachen können.

• **Kleine Mahlzeiten**: Häufiges und langsames Essen kleiner Mengen kann Übelkeit lindern. Es ist auch von Vorteil, mehr von den Lebensmitteln zu essen, die Ihnen schmecken, und an einem angenehmen Ort zu essen und stickige Orte zu vermeiden, die zu warm sind oder Kochgerüche aufweisen.

• **Ruhe**: Ruhen nach dem Essen und das Vermeiden enger Kleidung kann ebenfalls Übelkeit lindern. Bei morgendlicher Übelkeit kann es hilfreich sein, vor dem Aufstehen Cracker oder Toast zu essen.

• **Medizinische Unterstützung**: Obwohl Ernährungsstrategien wichtig sind, ist es auch entscheidend, mit Gesundheitsdienstleistern zusammenzuarbeiten, um Übelkeit und Erbrechen bei Bedarf mit Medikamenten zu behandeln.

Empfohlene Lebensmittel

- Weizenbrei, Haferflocken und kaltes Müsli
- Suppen
- Kalte Sandwiches.

- Hüttenkäse

- Hartgekochte Eier.

- Einfache Spaghetti, Reis, Nudeln und Kartoffelpüree

- Toast und trocken. Salzcracker, natürliche Kartoffelchips oder Brezeln

- Obstkonserven, Apfelmus und Wackelpudding

- Vanillesoße und Pudding

- Sorbet, Eis am Stiel und gefrorene Fruchtriegel

- Limonaden, Säfte und Kräutertees

- Fettarme Proteinquellen wie Hähnchen mit Haut oder Tofu, der gebacken oder gegrillt statt frittiert wird.

- Pfirsiche oder andere weiche, mild gewürzte Früchte und Gemüse

- Klare Getränke wie Apfel- und Cranberrysaft, natriumarme Brühe und Limonaden ohne Koffein

- Ingwer- und Pfefferminztee können lauwarm oder kalt serviert werden.

Durchfall und Verstopfung: Ernährungsumstellung zur Linderung

Der Verdauungsprozess und die Aufnahme von Nährstoffen hängen stark vom Darm ab, der eine Symphonie aus Muskelkontraktionen und sich wiederholenden Bewegungen ist. Eine Krebstherapie kann diesen heiklen Tanz jedoch unterbrechen, was zu ungebetenen Gästen an beiden Enden des Verdauungsspektrums führt: Durchfall und Verstopfung.

Verstopfung

Verstopfung kann durch Chemotherapie, bestimmte Medikamente oder Bewegungsmangel verursacht werden. Die Aufnahme zusätzlicher Ballaststoffe in Ihre Ernährung kann hilfreich sein. Hier sind einige einfache Methoden, um den Ballaststoffanteil in Ihrer Ernährung zu erhöhen und Verstopfung zu lindern.

• Erwägen Sie, ballaststoffreiche Lebensmittel wie Kidneybohnen, Kichererbsen, Linsen, frisches Obst und Gemüse sowie Trockenfrüchte in Ihre Ernährung aufzunehmen. Versuchen Sie, Ballaststoffe in alle Ihre Mahlzeiten einzubauen.

• Beginnen Sie Ihren Tag mit Kleie-Müsli oder Weizenschrot oder Mahlzeiten mit Vollkorn wie Bulgur oder Weizenkörnern. Streben Sie Müsli an, das mindestens 5 Gramm Ballaststoffe pro Portion enthält.

• Kombinieren Sie unverarbeitete Weizenkleie mit heißem Haferbrei und Joghurt.

• Wenn Sie nicht daran gewöhnt sind, viel Ballaststoffe zu sich zu nehmen, steigern Sie Ihren Konsum allmählich, da Sie möglicherweise mehr Blähungen haben, bis sich Ihr Körper an zusätzliche Ballaststoffe in der Ernährung gewöhnt hat.

• Sie können Blähungen beim Verzehr von Bohnen auch minimieren, indem Sie sie zuerst in Wasser einweichen und das Wasser dann wegschütten.

• Trinken Sie viel, acht bis zehn Gläser täglich. Eine ballaststoffreiche Ernährung erfordert viel Wasser, um richtig zu funktionieren.

• Reduzieren Sie Ihren Koffeinkonsum, da dieser durch Flüssigkeitsverlust Verstopfung verursachen kann.

• Trinken Sie morgens nach dem Aufwachen ein heißes, koffeinfreies Getränk wie Zitronenwasser.

• Bauen Sie Bewegung in Ihren Alltag ein. Fragen Sie vorher Ihren Arzt.

Empfohlene Lebensmittel

• Vollkornbrot, -nudeln und -getreide

• Gekochte Bohnen, Erbsen und Linsen

• Rohes Obst und Gemüse

• Trockenfrüchte

• Pflaumensaft und erhitztes Zitronenwasser

Durchfall

Durchfall kann mehrere Ursachen haben. Chemotherapie, Strahlentherapie im Unterleib, Malabsorption oder die Einnahme von Antibiotika sind alles mögliche Ursachen. Er kann auch als Folge einer Milchunverträglichkeit oder von Schwierigkeiten bei der Aufnahme von Lipiden auftreten. Wenn Sie aufgrund von Durchfall Gewicht verlieren, kann dies auf Dehydrierung zurückzuführen sein, was bedeutet, dass Ihr Körper nicht genug Wasser bekommt. Sprechen Sie mit Ihrem Arzt, um die Ursache des Gewichtsverlusts zu ermitteln und die entsprechende Therapie zu erhalten.

Wenn Sie Durchfall haben:

- Trinken Sie reichlich Getränke mit Zimmertemperatur, um Dehydrierung zu vermeiden. Dazu können Wasser, Tee, Gatorade, Ginger Ale, Pfirsich- oder Aprikosennektar oder Fruchtsäfte gehören. Begrenzen Sie Ihren Konsum von koffeinhaltigen Getränken.

- Warten Sie, bis kohlensäurehaltige Getränke ihre Kohlensäure verlieren, oder mischen Sie sie vor dem Trinken.

- Essen Sie mehr kaliumreiche Lebensmittel wie Orangensaft, Tomatensaft, Bananen und Kartoffeln.

- Probieren Sie die BRAT-Diät aus, die Bananen, Reis, Apfelmus, Tee und Toast umfasst.

- Bereiten Sie häufig bescheidene Mahlzeiten zu.

- Vermeiden Sie frittierte und fettige Mahlzeiten. Verzehren Sie scharfe oder stark gewürzte Lebensmittel nur, wenn Sie diese vertragen.

- Reduzieren Sie Ihren Verzehr von ballaststoffreichen Lebensmitteln wie Vollkorn, Getreidekleie und Gemüse.

- Probieren Sie Brot aus Hafermehl oder raffiniertem Mehl, das keine Samen oder Nüsse enthält.

- Vermeiden Sie rohes Gemüse sowie Schalen, Samen und Fasern von ungeschältem Obst.

- Sobald der Durchfall abgeklungen ist, können Sie wieder ballaststoffreichere Mahlzeiten, Obst und Gemüse essen.

- Wenn Sie laktoseintolerant sind, konsumieren Sie Milchprodukte sparsam. Erwägen Sie anstelle von normaler Milch Lactaid, Joghurt oder Sojamilch.

- Probiotika, Glutamin und/oder Verdauungsenzyme können die Symptome lindern. Bitte konsultieren Sie einen Ernährungsberater über die Verwendung dieser Nahrungsergänzungsmittel, um zu sehen, ob sie geeignet sind und welche Marken Sie in Betracht ziehen sollten.

- Milch, Eiscreme und Pudding sollten vorerst vermieden werden, da sie Magenprobleme verursachen können. Joghurt, Sorbet, Käse und Vanillepudding werden möglicherweise vertragen, da sie weniger Laktose enthalten.

- Empfohlene Nahrungsmittel

- Weizencreme, Haferflocken, normaler Reis und Maisflocken.

- Obstkonserven, Nektar und Apfelmus

- Weißer Reis, Spaghetti und Kartoffeln ohne Schale

- Sandwiches mit Weißbrot

- Suppen ohne Sahne.

- Käse und Cracker, Graham Crackers mit Erdnussbutter

- Eier

- Wackelpudding mit Eis am Stiel

- Limonade, Kräutertee

- Nährstoffhaltige Getränke wie Ensure, Resource, Sustacal, Pediasure und Boost.

Wundheit im Mund: Wählen Sie beruhigende und nahrhafte Optionen

„Essen sollte ein Trost sein, keine Herausforderung." –

Anonym

„Der menschliche Körper", bemerkte Epikur, „ist nicht in Seide und Satin gekleidet. Er ist in Haut gekleidet." Im Zusammenhang mit der Krebsbehandlung erhält dieses Zitat eine neue Dimension.

Die empfindliche Mundschleimhaut, das Tor zu Ihrem Verdauungssystem, kann während der Behandlung zum Schlachtfeld werden. Mundgeschwüre, auch als Mukositis bekannt, sind eine weit verbreitete und oft schwächende Nebenwirkung, die bis zu 40 % der Patienten betrifft, die sich einer Chemotherapie oder Strahlentherapie unterziehen. Diese schmerzhaften Läsionen können Ihre Fähigkeit zu essen, zu sprechen und zu schlucken erheblich beeinträchtigen und Ihre Nährstoffaufnahme und Ihr allgemeines Wohlbefinden gefährden.

Durch sorgfältige Auswahl und Zubereitung von Lebensmitteln ist es jedoch möglich, nicht nur die Schmerzen zu lindern, sondern auch sicherzustellen, dass der Körper die Nährstoffe erhält, die er braucht, um während der Behandlung zu heilen und zu gedeihen.

Obwohl die Behandlung die Hauptursache ist, können auch andere Faktoren Mundgeschwüre verschlimmern:

• **Schlechte Mundhygiene**: Unzureichende Mundhygiene wie seltenes Zähneputzen und Zahnseide können einen Nährboden für Bakterien schaffen, was das Infektionsrisiko erhöht und Mundgeschwüre verschlimmert.

• **Dehydration**: Dehydration kann den Mund austrocknen, wodurch er anfälliger für Reizungen und die Entwicklung von Geschwüren wird.

• **Bestimmte Medikamente**: Einige Medikamente, darunter Diuretika und einige Schmerzmittel, können zu

Mundtrockenheit beitragen und das Risiko von Mundgeschwüren erhöhen.

Auch wenn Mundgeschwüre unvermeidlich sein können, können proaktive Maßnahmen ihre Schwere und Dauer deutlich reduzieren:

• **Achten Sie auf ausgezeichnete Mundhygiene**: Putzen Sie Ihre Zähne mindestens zweimal täglich mit einer weichen Zahnbürste und einer sanften fluoridhaltigen Zahnpasta und verwenden Sie einmal täglich sanft Zahnseide. Erwägen Sie die Verwendung eines Mundwassers, das speziell für empfindliche Münder entwickelt wurde, und vermeiden Sie alkoholbasierte Spülungen, die austrocknend wirken können.

• **Flüssigkeitszufuhr ist der Schlüssel**: Sorgen Sie den ganzen Tag über für ausreichend Flüssigkeitszufuhr, indem Sie kühle Flüssigkeiten wie Wasser, zuckerfreie klare Brühen oder Elektrolyt-haltige Getränke trinken.

• **Planen Sie regelmäßige zahnärztliche Kontrolluntersuchungen ein**: Informieren Sie Ihren Zahnarzt über Ihre Krebsbehandlung und vereinbaren Sie regelmäßige Kontrolluntersuchungen, um Ihre Mundgesundheit zu überwachen und mögliche Probleme frühzeitig anzugehen.

Das Ziel der Behandlung von Mundschmerzen ist zweifach: Beschwerden zu minimieren und die Nährstoffaufnahme zu maximieren. Besonders beruhigend können weiche, geschmeidige und leicht zu schluckende Lebensmittel sein.

Dazu gehören beispielsweise Haferflocken, Kartoffelpüree, Rührei und gut gekochte Nudeln. Solche Lebensmittel müssen weniger gekaut werden, wodurch das Risiko einer Reizung des empfindlichen Mundgewebes verringert wird.

Weiche, leicht zu schluckende Lebensmittel sind der Grundstein einer Ernährung für Menschen mit Mundschmerzen. Diese Lebensmittel minimieren Reizungen und sind leichter zu verzehren. Beispiele sind Kartoffelpüree, Joghurt, Apfelmus und Rührei. Smoothies sind eine ausgezeichnete Option, da sie voller Nährstoffe sein können und leicht zu schlucken sind. Sie können Obst, Gemüse, Proteinpulver und gesunde Fette wie Avocado oder Nussbutter mischen, um eine nahrhafte und wohltuende Mahlzeit zuzubereiten.

Milch und Milchalternativen wie Mandelmilch oder Hafermilch können bei Mundschmerzen Linderung verschaffen.

Sie sind auch eine gute Protein- und Kalziumquelle, die für die Erhaltung Ihrer Kraft und Knochengesundheit während der Behandlung unerlässlich sind. Sie können diese in Smoothies verwenden oder pur genießen. Puddings und Vanillepuddings mit Milch oder Milchalternativen können ebenfalls wohltuend und leicht zu essen sein.

Proteinreiche Lebensmittel sind für die Heilung und Erhaltung der Muskelmasse unerlässlich. Weiche Proteine wie Hüttenkäse, Tofu und Rührei sind sanft zum Mund.

Sie können auch weich gekochten Fisch oder Hühnchen probieren, das fein gehackt oder zu einer glatten Konsistenz püriert wurde. Wenn Sie in jede Mahlzeit und jeden Snack Proteine einbauen, können Sie Ihren Nährstoffbedarf decken.

Bei der Behandlung von Mundschmerzen ist es wichtig, saure, scharfe und grobe Lebensmittel zu vermeiden. Diese Arten von Lebensmitteln können den Mund reizen und die Schmerzen verschlimmern. Zitrusfrüchte, Tomaten und Dressings auf Essigbasis sind Beispiele für saure Lebensmittel, die Sie einschränken sollten. Scharfe Lebensmittel, wie solche mit scharfen Paprikaschoten, können zusätzliche Beschwerden verursachen. Entscheiden

Sie sich stattdessen für mild gewürzte Lebensmittel, die den Mund schonen.

Wenn Sie Flüssigkeiten mit einem Strohhalm trinken, können Sie Flüssigkeiten von wunden Stellen in Ihrem Mund wegleiten und so die Reizung verringern. Dies kann insbesondere beim Konsum von Getränken hilfreich sein, die andernfalls Beschwerden verursachen könnten. Wählen Sie breite, flexible Strohhalme, die sanft zu Mund und Lippen sind.

Häufige kleine Mahlzeiten zu sich zu nehmen, kann einfacher sein, als zu versuchen, große Mahlzeiten zu sich zu nehmen. Dieser Ansatz hilft sicherzustellen, dass Sie den ganzen Tag über genügend Kalorien und Nährstoffe zu sich nehmen, ohne Ihren wunden Mund zu überlasten. Wenn Sie nahrhafte Snacks in Reichweite haben, können Sie leichter essen, wenn Sie hungrig sind.

Beruhigende und feuchtigkeitsspendende Lebensmittel können Schmerzen im Mund lindern. Lebensmittel wie Gelatine, Eiscreme und Sorbet können Schmerzen vorübergehend lindern. Achten Sie darauf, dass diese Lebensmittel nicht zu kalt sind, da extreme Temperaturen manchmal die Empfindlichkeit erhöhen können. Honig ist ein weiteres natürliches Heilmittel, das Schmerzen im Mund lindern kann. Sie können Honig in warmen Tee oder Joghurt mischen, um eine wohltuende Leckerei zu erhalten.

Eine ausreichende Ernährung ist während der Krebsbehandlung unerlässlich, da sie die Heilungs- und Abwehrfähigkeiten Ihres Körpers bei Infektionen unterstützt. Wenn Sie aufgrund von Schmerzen im Mund Schwierigkeiten haben, ausreichend zu essen, können Nahrungsergänzungsmittel hilfreich sein. Diese Nahrungsergänzungsmittel können konzentrierte Kalorien, Proteine und andere wichtige Nährstoffe in flüssiger oder pulverisierter Form liefern, die leichter zu schlucken ist. Besprechen Sie mit Ihrem Arzt, welches Nahrungsergänzungsmittel für Ihre Bedürfnisse geeignet ist.

Schmerzen und Beschwerden im Mund und Rachen sind nicht ungewöhnlich. Wenn Ihre Schluckbeschwerden gering sind, können die folgenden Empfehlungen hilfreich sein. Wenn bei Ihnen ernsthafte Probleme vorliegen, müssen Sie möglicherweise einen Ernährungsberater oder Schlucktherapeuten aufsuchen und andere Ernährungsoptionen in Betracht ziehen.

- Nehmen Sie häufig kleine Mahlzeiten und Snacks zu sich, um sicherzustellen, dass Sie ausreichend Kalorien zu sich nehmen. Wählen Sie kalte, geschmeidige und milde Mahlzeiten. Weiche feste und flüssige Nahrungsmittel sind gut geeignet.

- Schneiden oder zerdrücken Sie Mahlzeiten in mundgerechte Stücke, um das Kauen zu reduzieren.

- Weiche Mahlzeiten oder Nahrungsmittel, die weich gekocht werden können, sind Kartoffelbrei, Süßkartoffeln, Winterkürbisse (Butternuss- und Eichelkürbisse), Karotten, Apfelmus, Hackfleisch oder Putenhack und Tofu.

- Nehmen Sie flüssige Nahrungsergänzungsmittel wie Prosure, Ensure Plus und Boost Plus sowie mit einem Mixer gemixte Smoothies zu sich.

- Erwägen Sie die Verwendung eines Mixers zum Pürieren der Lebensmittel Ihrer Familie. Verwenden Sie zum Verarbeiten der Lebensmittel Flüssigkeiten mit hohem Kaloriengehalt wie Bratensoße, Milch, Sojamilch oder Brühe anstelle von Wasser.

- Trinken Sie reichlich gesunde Getränke zu den Mahlzeiten.

- Seien Sie experimentierfreudig. Probieren Sie verschiedene Soßen, Bratensoßen oder Öle auf

Gerichten aus, um das Schlucken zu erleichtern. •
Wenn Sie empfindlich auf Zitrusgetränke reagieren,
wählen Sie Apfel-, Cranberry- oder Traubensaft
sowie Fruchtnektar.

- Halten Sie Babynahrung für schnelle und angenehme
  Mahlzeiten bereit.

- Versuchen Sie, Flüssigkeiten mit einem Strohhalm
  oder nach Anweisung Ihres Schlucktherapeuten zu
  schlürfen.

- Vermeiden Sie scharfe, salzige und säurehaltige
  Speisen und Getränke.

- Empfohlene Lebensmittel

- Nektar mit Apfelsaft

- Obstkonserven und Apfelmus.

- Cream of Wheat

- Kartoffelsuppe, Hühnernudelsuppe, Reissuppe (Juk)

- Vanillesoße, Pudding, Joghurt und Wackelpudding

- Eis am Stiel, Eiscreme und Sorbet

- Milchshakes und Carnation Instant Breakfast

- Nährstoffhaltige Getränke wie Ensure, Resource,
  Sustacal, Pediasure und Boost.

Geschmacksveränderungen: So passen Sie Ihre Ernährung an, um mehr Spaß zu haben

„Man kann nicht gut denken, lieben oder schlafen, wenn man nicht gut gegessen hat", sagte Virginia Woolf. Aber was passiert, wenn das Essen selbst seinen Reiz verliert? Bis zu 70 % der Krebspatienten, die sich einer Behandlung unterziehen, berichten von Geschmacksveränderungen, einem Zustand, der als Dysgeusie bekannt ist.

Diese häufige Nebenwirkung kann Ihren Appetit und Ihre Freude am Essen erheblich beeinträchtigen, was es schwierig macht, eine angemessene Ernährung beizubehalten.

Geschmacksveränderungen während der Krebsbehandlung können sich auf verschiedene Weise äußern. Sie stellen möglicherweise fest, dass Lebensmittel, die Sie früher gern genossen haben, jetzt fade, metallisch oder zu süß oder salzig schmecken. Einige Patienten erleben einen vollständigen Verlust des Geschmacks (Ageusie) oder veränderte Geschmacksempfindungen. Diese Veränderungen können durch Chemotherapie, Bestrahlung, Medikamente oder den Krebs selbst verursacht werden.

Sie können zu vermindertem Appetit, reduzierter Nahrungsaufnahme und nachfolgenden Nährstoffmängeln führen. Die Behandlung dieser Geschmacksveränderungen ist für die Aufrechterhaltung Ihrer Ernährungsgesundheit unerlässlich.

Einer der ersten Schritte zur Bewältigung von Geschmacksveränderungen besteht darin, mit verschiedenen Geschmacksrichtungen und Texturen zu experimentieren. Lebensmittel, die Sie früher gern genossen haben, sind möglicherweise nicht mehr ansprechend, daher ist es wichtig, offen für Neues zu sein. Wenn Fleisch beispielsweise metallisch schmeckt, versuchen Sie, es in sauren Zutaten wie Zitronensaft oder Essig zu marinieren, um den metallischen Geschmack zu überdecken. Alternativ könnten pflanzliche Proteinquellen wie Bohnen, Linsen oder Tofu schmackhafter sein.

Geschmacksverstärker können ebenfalls eine wichtige Rolle bei der Verbesserung des Geschmacks Ihrer Speisen spielen. Kräuter und Gewürze können Ihren Mahlzeiten Tiefe und Komplexität verleihen, ohne Ihre Geschmacksknospen zu überfordern. Frische Kräuter wie Basilikum, Koriander und Minze können den Geschmack aufhellen, während Gewürze wie Zimt, Kurkuma und Kreuzkümmel Wärme und Fülle verleihen können. Experimentieren Sie mit verschiedenen Kombinationen, um herauszufinden, was für Sie am besten funktioniert.

Die Textur ist ein weiterer wichtiger Aspekt bei Geschmacksveränderungen. Möglicherweise stellen Sie fest, dass bestimmte Texturen ansprechender sind als andere. Wenn Sie beispielsweise unter Mundtrockenheit leiden, könnten feuchte und saftige Lebensmittel wie Eintöpfe, Suppen und Smoothies angenehmer sein. Wenn Sie hingegen eine erhöhte Empfindlichkeit gegenüber bestimmten Texturen haben, bevorzugen Sie möglicherweise glattere, cremigere Lebensmittel wie Kartoffelpüree, Joghurt und Pudding.

Auch die Temperatur Ihrer Nahrung kann den Geschmack beeinflussen. Manche Patienten finden, dass kalte oder zimmerwarme Speisen schmackhafter sind als warme Speisen, die stärkere Gerüche und Aromen haben können. Kalte Gerichte wie Salate, Sandwiches und gekühlte Suppen können erfrischend und leichter zu ertragen sein. Außerdem kann das Lutschen von Eiswürfeln oder gefrorenen Fruchteis am Stiel vor den Mahlzeiten helfen, Ihre Geschmacksknospen zu betäuben und das Essen angenehmer zu machen.

Geschmacksermüdung kann auftreten, wenn Sie wiederholt dieselben Lebensmittel essen, was zu mangelndem Genuss und vermindertem Appetit führt. Um dem entgegenzuwirken, versuchen Sie, eine Vielzahl von Lebensmitteln in Ihre Ernährung einzubauen. Durch den Wechsel verschiedener Küchen und Zutaten können Ihre Mahlzeiten interessant und angenehm bleiben. Sie könnten zum Beispiel an einem Abend italienisch, am nächsten mexikanisch und an einem anderen Abend asiatisch inspirierte Gerichte essen. Diese Abwechslung kann Langeweile vorbeugen und das Essen angenehmer machen.

Wenn Sie einen bitteren oder metallischen Geschmack verspüren, insbesondere nach einer Chemotherapie, sollten Sie Plastikbesteck anstelle von Metallbesteck verwenden. Dieser einfache Wechsel kann manchmal den metallischen Geschmack in Ihrem Mund reduzieren. Darüber hinaus kann das Trinken durch einen Strohhalm dabei helfen, Flüssigkeiten an Ihren Geschmacksknospen vorbeizuleiten und unangenehme Geschmacksrichtungen zu minimieren.

Eine gute Mundhygiene ist bei Geschmacksveränderungen von entscheidender Bedeutung. Ein sauberer Mund kann Ihren Geschmackssinn verbessern und das Essen angenehmer machen.

Putzen Sie Ihre Zähne und Zunge sanft mit einer weichen Zahnbürste und einer milden Zahnpasta. Wenn Sie Ihren Mund mehrmals täglich mit einer Lösung aus Backpulver und Wasser (1/4 Teelöffel Backpulver in 1 Tasse Wasser) ausspülen, können Sie unangenehme Geschmacksrichtungen neutralisieren und Ihren Mund frisch halten.

Mundspülungen, die speziell für Krebspatienten entwickelt wurden, können ebenfalls bei der Behandlung von Geschmacksveränderungen wirksam sein. Diese Spülungen können Ihren Mund beruhigen, Entzündungen reduzieren und Ihren Geschmackssinn verbessern. Wenden Sie sich an Ihren Arzt, um eine für Ihre Bedürfnisse geeignete Mundspülung zu finden. Er kann Ihnen auch praktische Tipps und Strategien zum Umgang mit Geschmacksveränderungen und zur Sicherstellung der Erfüllung Ihres Nährstoffbedarfs geben.

Kapitel 6: Mit der Nahrung ein starkes Immunsystem aufbauen

„Der Arzt der Zukunft wird seine Patienten eher für die Pflege des menschlichen Körpers, für die Ernährung und für die Ursachen und die Vorbeugung von Krankheiten interessieren, als ihnen Medikamente zu verabreichen“, prophezeite Thomas Edison..

Eine Krebsbehandlung ist zwar lebensrettend, kann aber Ihr Immunsystem, das natürliche Abwehrnetzwerk Ihres Körpers, stark beeinträchtigen. Ein geschwächtes Immunsystem macht Sie anfälliger für Infektionen und Komplikationen, was möglicherweise den Behandlungsverlauf behindert und Ihr allgemeines Wohlbefinden beeinträchtigt.

Das Immunsystem ist ein komplexes Netzwerk aus Zellen, Geweben und Organen, die sich zusammenschließen, um den Körper gegen Eindringlinge zu verteidigen. Zu diesen Eindringlingen können Bakterien, Viren, Parasiten und sogar Pilze gehören, die uns alle krank machen können. Aber was passiert, wenn genau die Behandlungen, die gegen Krebs gerichtet sind, auch unbeabsichtigt das Immunsystem schwächen? Hier kommt die Kraft der Nahrung ins Spiel, die einen Hoffnungsschimmer und eine greifbare Möglichkeit bietet, die eigenen Abwehrmechanismen zu stärken.

Das Immunsystem ist ein komplexes Netzwerk aus Zellen, Geweben und Organen, die zusammenarbeiten, um den Körper vor gefährlichen Eindringlingen zu schützen. Zu den wichtigsten Komponenten dieses Systems gehören weiße Blutkörperchen, Antikörper und das Lymphsystem. Die Ernährung spielt eine wichtige Rolle bei der Unterstützung dieser Komponenten, und eine ausgewogene Ernährung kann Ihre Immunreaktion verbessern. Die richtigen Nahrungsmittel können eine Kraftquelle sein, die natürlichen Abwehrkräfte des Körpers stärken und ihm die nötige Energie geben, um die Strapazen einer Behandlung durchzustehen. Umgekehrt kann die falsche Ernährung das Immunsystem schwächen und den Körper anfällig für Infektionen und Komplikationen machen.

Die Rolle des Immunsystems bei Krebs verstehen

Jede Sekunde des Tages tobt in Ihrem Körper ein Kampf zwischen Gut und Böse. Das Immunsystem ist nützlich, da es aus Armeen von Zellen besteht, die den Körper vor Krankheiten und Infektionen schützen.

Krankheitserreger, Viren, Bakterien und veränderte Zellen, die Schaden anrichten sollen, sind die Quelle des Bösen.

Wenn der Körper gegen Krebs kämpft, gewinnen nicht immer die Guten. Gesunde Zellen benötigen eine komplexe Mischung aus internen und externen Signalen zwischen Enzymen und Proteinen, um richtig zu funktionieren und Wachstum und Teilung zu kontrollieren.

Wenn solche Signale versagen, können die Zellen außer Kontrolle geraten und sich unkontrolliert ausbreiten, was zu einem Tumor führt.

Das Immunsystem verteidigt den Körper vor Krankheiten und Infektionen, die durch Bakterien, Viren, Pilze oder Parasiten verursacht werden. Es ist eine Reihe von Reaktionen und Antworten, die der Körper auf beschädigte Zellen oder eine Infektion hat. Es wird manchmal als immunologische Reaktion bezeichnet.

Krebspatienten sind stark auf ihr Immunsystem angewiesen, weil:

• Krebs das Immunsystem schädigen kann.

• Krebstherapien das Immunsystem schädigen können.

• Das Immunsystem bei der Krebsbekämpfung helfen kann.

Krebs und Therapien können die Immunität beeinträchtigen

Krebs kann das Immunsystem schädigen, indem er in das Knochenmark eindringt. Glossareintrag öffnen. Das Knochenmark produziert Blutzellen, die im Kampf gegen Infektionen helfen. Dies kommt am häufigsten bei Leukämie oder Lymphomen vor, kann aber auch bei anderen bösartigen Erkrankungen vorkommen. Krebs kann das Knochenmark daran hindern, so viele Blutzellen zu produzieren.

Bestimmte Krebstherapien können das Immunsystem vorübergehend beeinträchtigen. Dies liegt daran, dass sie eine Verringerung der Menge der vom Knochenmark produzierten weißen Blutkörperchen bewirken können. Die folgenden Krebstherapien schädigen das Immunsystem eher:

• Chemotherapie

• Gezielte Krebsmedikamente.

• Strahlentherapie

• Hohe Dosen von Steroiden.

Das Immunsystem kann bei der Krebsbekämpfung helfen

Einige Immunzellen können Krebszellen als abweichend identifizieren und zerstören. Dies reicht jedoch möglicherweise nicht aus, um Krebs vollständig zu beseitigen. Einige Therapien versuchen, das Immunsystem zur Bekämpfung von Krebs einzusetzen. Das Immunsystem besteht aus zwei grundlegenden Teilen:

• Der Schutz, den wir seit der Geburt haben (angeborene Immunabwehr)

• Die erworbene Immunität ist der Schutz, den wir nach der Ansteckung mit bestimmten Krankheiten erhalten.

Eingebauter immunologischer Schutz

Dies wird auch als angeborene Immunität bezeichnet. Diese Prozesse sind ständig wachsam und bereit, den Körper gegen Infektionen zu verteidigen. Sie können sofort (oder sehr schnell) reagieren. Dieser eingebaute Schutz ergibt sich aus:

Zu den Abwehrmechanismen des Körpers gehören eine Hautbarriere, schleimproduzierende Darm- und Lungenauskleidungen, Haare, die Schleim aus der Lunge befördern, Magensäure, um Bakterien abzutöten, nützliche Bakterien im Darm, um ein Überwuchern zu verhindern,

Urinfluss, um Bakterien aus der Blase und Harnröhre zu spülen, und Neutrophile, um Bakterien zu erkennen und abzutöten.

Bestimmte Krebstherapien können diese Abwehrsysteme ebenfalls umgehen. Eine Chemotherapie kann die Anzahl der Neutrophilen in Ihrem Körper vorübergehend verringern, was die Bekämpfung von Infektionen erschwert. Eine Strahlentherapie der Lunge kann die Haare und schleimproduzierenden Zellen schädigen, die bei der Beseitigung von Krankheitserregern helfen.

Neutrophile

Neutrophile sind eine Art weißer Blutkörperchen, die eine entscheidende Rolle bei der Bekämpfung von Krankheiten spielen. Sie können:

• infizierte Körperregionen, darunter Bakterien, Viren und Pilze, lokalisieren und sich an sie heften.

• Bakterien, Viren oder Pilze auffressen und mit Chemikalien zerstören.

• Wenn Sie nicht genügend Neutrophile in Ihrem Blut haben, kann Ihr Arzt bei Ihnen eine Neutropenie diagnostizieren.

Chemotherapie, gezielte Krebsmedikamente und einige Strahlentherapien können die Anzahl der Neutrophilen im Blut verringern. Infolgedessen können Sie nach diesen Therapien neue bakterielle oder Pilzinfektionen entwickeln.

Wenn Sie sich einer Krebstherapie unterziehen, sollten Sie sich der folgenden Informationen bewusst sein:

• Bei Personen mit niedriger Neutrophilenzahl können Infektionen sehr schnell schwerwiegend werden.

• Wenn Sie Fieber haben oder sich unwohl fühlen, suchen Sie sofort einen Arzt auf.

• Wenn Ihr Blutspiegel niedrig ist, können Antibiotika erforderlich sein, um eine schwere Infektion zu vermeiden.

Es kommt häufiger vor, dass man durch Keime, die man mit sich herumträgt, krank wird, als durch die Ansteckung mit anderen. Dies bedeutet, dass Sie nach der Therapie den Kontakt mit Ihrer Familie, Freunden oder Kindern nicht meiden müssen.

Erworbene Immunität

Dies ist ein immunologischer Schutz, den der Körper nach der Ansteckung mit bestimmten Krankheiten entwickelt.

Wenn der Körper auf ein neues Bakterium, einen Pilz oder ein Virus trifft, lernt er, es zu identifizieren. Wenn also das gleiche Bakterium das nächste Mal in den Körper eindringt, wird das Immunsystem es leichter haben, es zu bekämpfen. Deshalb werden Infektionskrankheiten wie Masern und Windpocken oft nur einmal übertragen.

Die Impfung funktioniert mithilfe dieser Form der Immunität. Eine Impfung enthält eine kleine Menge krankheitsspezifischer Proteine. Dies ist nicht gefährlich, hilft dem Immunsystem jedoch, die Krankheit zu erkennen, wenn es erneut darauf trifft. Die Immunreaktion kann dann verhindern, dass Sie sich mit der Krankheit anstecken.

Einige Impfungen enthalten winzige Mengen lebender Keime oder Viren. Dies sind abgeschwächte Lebendimpfungen. Dies bedeutet, dass Wissenschaftler das Virus oder Bakterium so verändert haben, dass es das Immunsystem zur Produktion von Antikörpern anregt. Eine Lebendimpfung überträgt keine Infektion.

Andere Impfstoffe verwenden tote Bakterien oder Viren sowie Proteinfragmente, die von Bakterien und Viren produziert werden.

B- und T-Zellen

Lymphozyten sind eine Art weißer Blutkörperchen, die an der erworbenen Immunantwort beteiligt sind. Es gibt zwei Hauptarten von Lymphozyten:

• B-Zellen

• T-Zellen

Das Knochenmark erzeugt alle Blutzellen, einschließlich B- und T-Lymphozyten. Sie müssen sich wie alle anderen Blutzellen vollständig entwickeln, bevor sie zur Immunreaktion beitragen können.

B-Zellen entwickeln sich im Knochenmark. T-Lymphozyten entwickeln sich jedoch in der Thymusdrüse. Öffnen Sie ein Glossarelement. Sobald sie ausgereift sind, wandern B- und T-Zellen in die Milz. Öffnen Sie ein Glossarelement, Lymphknoten. Öffnen Sie ein Glossarelement, um Infektionen zu bekämpfen.

Unsere Seite zum Lymphsystem und Krebs enthält Informationen über Thymus, Milz und Lymphknoten.

Was machen B-Zellen?

B-Zellen reagieren auf eindringende Bakterien oder Viren, indem sie Proteine produzieren, die als Antikörper bezeichnet werden. Ihr Körper produziert verschiedene Antikörper für jede Art von Keim (Keim).

Der Antikörper bindet sich an die Oberfläche des eindringenden Bakteriums oder Virus. Dadurch wird der Eindringling gekennzeichnet, sodass der Körper ihn als gefährlich erkennt und vernichten muss. Antikörper können auch beschädigte Zellen identifizieren und eliminieren.

B-Zellen tragen zum Gedächtnis des Immunsystems bei. Wenn derselbe Keim das nächste Mal versucht einzudringen, sind die B-Zellen, die den entsprechenden Antikörper produzieren, bereit. Sie können ihre Antikörper ziemlich schnell produzieren.

Wie funktionieren Antikörper?

Antikörper haben zwei Enden. Ein Ende haftet an Proteinen auf der Oberfläche der weißen Blutkörperchen. Das andere Ende haftet am Keim oder der beschädigten Zelle und hilft bei ihrer Ausrottung. Das Ende des Antikörpers, das an die weiße Blutzelle bindet, ist immer dasselbe. Wissenschaftler bezeichnen dies als das „konstante Ende".

Das Ende des Antikörpers, der Keime und beschädigte Zellen erkennt, unterscheidet sich je nach der Zelle, die er erkennen muss. Es wird daher als veränderliches Ende bezeichnet. Jede B-Zelle produziert Antikörper mit einem anderen variablen Ende als andere B-Zellen.

Krebszellen sind keine normalen Zellen. Daher erkennen und haften bestimmte Antikörper mit unterschiedlichen Enden an Krebszellen.

Was machen T-Zellen?

Es gibt zwei Arten von T-Zellen:

• Helfer-T-Zellen

• Killer-T-Zellen

Helfer-T-Zellen kurbeln die Produktion von Antikörpern durch B-Zellen an und unterstützen die Entwicklung von Killerzellen.

Killer-T-Zellen eliminieren körpereigene Zellen, die von Viren oder Bakterien infiziert wurden. Dadurch wird verhindert, dass sich der Erreger innerhalb der Zelle repliziert und weitere Zellen infiziert.

Bekämpft das Immunsystem Krebs?

Warum erkranken jedes Jahr über zwei Millionen Amerikaner an Krebs, wenn ihr Immunsystem doch so robust und hochentwickelt ist?

Es muss nicht unbedingt an Problemen mit dem Immunsystem liegen. Tatsächlich bekämpft Ihr Immunsystem möglicherweise täglich Krebs oder Krebsvorstufen, ohne dass Sie es wissen.

„Das Immunsystem ist im Kampf gegen Krebs absolut entscheidend", sagt Dr. Lynch.

Darüber hinaus ist das Immunsystem besser geeignet, fremde Zellen zu bekämpfen, die von außen in den Körper eindringen, wie etwa bakterielle und virale Infektionen.

Krebszellen sind körpereigene Zellen, die abtrünnig geworden sind, und das Immunsystem erkennt sie möglicherweise nicht als Bedrohung.

Krebszellen wachsen häufig aufgrund von:

• Sie entgehen Immunzellen oder verstecken sich vor ihnen, indem sie Signale verwenden, die gesunde Zellen nutzen können.

• Sie schalten Immunzellen ab und nutzen sie gelegentlich zur Vermehrung.

• Sie überfordern oder erschöpfen das Immunsystem durch ihre schiere Anzahl und schnelle Ausbreitung.

Die Belastung durch Zellmutationen und die Fähigkeit des Immunsystems, sie zu bekämpfen, stehen in einem empfindlichen Gleichgewicht. Der Punkt, an dem Krebs beginnt, das Immunsystem zu überwältigen, ist normalerweise nicht klar.

„Es gibt zahlreiche Gründe, warum das passieren könnte", erklärt Dr. Lynch. „Einige davon haben mit der DNA des Tumors zu tun. Einige davon sind auf die aggressive Natur des Krebses zurückzuführen."

Der Forschung zufolge haben Krebszellen enorme Kontrolle über einige angeborene und adaptive Immunzellen, die sie ausnutzen oder rekrutieren, um zu wachsen und sich im Körper auszubreiten. Da Krebszellen die körpereigenen abtrünnigen Zellen sind, wissen sie genau, welche Signale sie senden müssen, um Immunzellen in die Irre zu führen.

Regulatorische T-Zellen (Tregs) fungieren beispielsweise als Ausschalter des Immunsystems. Sie sollen eine

Immunreaktion überwachen und sie abschalten, nachdem die schädlichen Zellen eliminiert wurden.

Japanische Forscher haben jedoch herausgefunden, dass Krebszellen Tregs dazu verleiten können, die Immunreaktion zu unterdrücken, wodurch sich die Bösartigkeit ausbreiten kann.

Forscher haben auch entdeckt, dass Krebszellen lange, hohle Fäden, sogenannte Nanoröhren, verwenden, um Materialien aus den Mitochondrien von T-Zellen zu entfernen und ihnen so effektiv ihre Vitalität zu entziehen.

Wissenschaftler stehen vor dem Problem, Immunzellen gegen Krebs zu stärken, ohne eine Autoimmunerkrankung auszulösen oder einen „Zytokinsturm" auszulösen, der es dem Immunsystem ermöglicht, gesunde Zellen anzugreifen.

Wie könnte eine Krebsimmuntherapie helfen?

Sie können Ihr Immunsystem stärken, indem Sie sich gut ernähren, ausreichend erholsam schlafen und Sport treiben. Solche und andere Maßnahmen reichen jedoch möglicherweise nicht aus, um den Körper im Kampf gegen den Krebs zu unterstützen.

Bei manchen bösartigen Erkrankungen muss das Immunsystem möglicherweise aktiviert oder gestärkt werden, um besser auf Krebszellen reagieren und sie als schädliche Zellen erkennen zu können, die entfernt werden müssen.

Hier kommt die Immuntherapie

Immuntherapiemedikamente unterstützen das Immunsystem bei der Unterscheidung zwischen Krebszellen und normalen Zellen. Immuntherapiemedikamente werden in mehrere Gruppen eingeteilt, von denen einige unten aufgeführt sind.

• **Checkpoint-Inhibitoren**: Diese Medikamente sollen die Signale unterbrechen, mit denen Krebszellen dem Immunsystem entgehen.

• Zytokine sind natürliche Proteine, die erzeugt und bereitgestellt werden, um den Angriff des Immunsystems auf Krebszellen zu kontrollieren und zu lenken.

• **Impfstoffe**: Im Gegensatz zu Grippeschutzimpfungen und anderen Impfungen zur Krankheitsvorbeugung verwenden Krebsimpfstoffe Medikamente, um das Krebsrisiko zu senken, indem sie krebserregende Viren bekämpfen oder das Immunsystem in einem bestimmten Teil des Körpers stimulieren.

CAR-T-Zellen oder chimäre Antigenrezeptor-T-Zellen sind Immunzellen, die aus dem Blut entnommen und so umgestaltet wurden, dass sie Krebszellen angreifen, bevor sie wieder in den Körper eingeführt werden.

Immuntherapiemedikamente zerstören Krebszellen nicht direkt, wie dies bei Chemotherapie und Strahlenbehandlung der Fall ist. Stattdessen aktivieren sie das leistungsfähige Immunsystem des Körpers.

„Bei der Immuntherapie geht es nicht darum, die Krebszellen zu töten", erklärt Dr. Lynch. „Sie reißt der Krebszelle lediglich die Tarnung ab, die sie zu verbergen versucht, und ermöglicht es dem Immunsystem, sie zu erkennen und ihre Aufgabe zu erfüllen."

Ernährungsstrategien zur Stärkung der Immunfunktion

Die Immuntherapie entwickelt sich zu einem vielversprechenden Ansatz in der Onkologie, gewinnt zunehmend an Bedeutung und bietet im Vergleich zur Chemotherapie oder Strahlentherapie erhebliche Vorteile.

Im Rahmen der Immuntherapie besteht jedoch die Möglichkeit, dass das Immunsystem die verabreichte Behandlung entweder unterstützt oder behindert.

Das Immunsystem ist die Abwehr des Körpers gegen Infektionen und Krankheiten. Es ist ein komplexes System, in dem viele verschiedene Arten von Zellen und Molekülen zusammenarbeiten, um den Körper zu schützen.

Die Ernährung spielt eine entscheidende Rolle für die Immunfunktion, da viele der an der Immunreaktion beteiligten Zellen und Moleküle bestimmte Nährstoffe benötigen, um richtig zu funktionieren. Beispielsweise benötigen Immunzellen wie T-Zellen und B-Zellen Aminosäuren, die die Bausteine von Proteinen sind, um richtig zu funktionieren. Vitamin A ist für die Entwicklung und Funktion von Immunzellen unerlässlich, und Vitamin C ist an der Produktion von Antikörpern beteiligt, die bei der Bekämpfung von Infektionen helfen.

Ernährungsgewohnheiten und Immunfunktion

Neben bestimmten Nährstoffen können auch Ernährungsgewohnheiten die Immunfunktion beeinflussen. Beispielsweise wurde festgestellt, dass die mediterrane Ernährung, die Obst, Gemüse, Vollkornprodukte und gesunde Fette umfasst, entzündungshemmende Eigenschaften hat und die Immunfunktion stärken kann.

Eine Ernährung mit hohem Anteil an gesättigten Fetten und Zucker fördert nachweislich Entzündungen und verringert die immunologische Funktion. Diese Essgewohnheiten stehen in Zusammenhang mit einem erhöhten Risiko für chronische Krankheiten wie Fettleibigkeit, Typ-2-Diabetes und Herz-Kreislauf-Erkrankungen, die alle mit einem geschwächten Immunsystem in Verbindung stehen.

Ernährungsbehandlungen und immunologische Funktion

Ernährungsbehandlungen wie die Einnahme von Nahrungsergänzungsmitteln oder der Verzehr angereicherter Mahlzeiten können möglicherweise einen Einfluss auf die immunologische Funktion haben. So hat die Forschung beispielsweise gezeigt, dass die Verabreichung von Vitamin D die Immunfunktion stärken und das Risiko von Atemwegsinfektionen senken kann. Auch die Einnahme von Zink steigert nachweislich die immunologische Funktion, insbesondere bei älteren Menschen. Probiotika, lebende Mikroorganismen, die die Gesundheit verbessern, wurden ebenfalls auf ihre immunstärkenden Eigenschaften untersucht. Studien haben gezeigt, dass bestimmte probiotische Stämme die Immunfunktion stärken und das Risiko von Atemwegsinfektionen senken.

Die Auswirkung der Ernährung auf Krankheitsverläufe

Auch die Ernährung kann Krankheitsverläufe beeinflussen, insbesondere bei Menschen mit geschwächtem Immunsystem. Personen mit dem Humanen Immundefizienz-Virus (HIV)/dem erworbenen Immundefizienz-Syndrom (AIDS) haben ein schwächeres Immunsystem und sind anfälliger für Infektionen. Für diese Menschen ist eine richtige Ernährung unerlässlich, da sie zur Aufrechterhaltung der Immunfunktion beiträgt und das Krankheitsrisiko senkt.

Ebenso haben Krebspatienten häufig eine verminderte Immunfunktion infolge einer Chemotherapie oder Strahlentherapie. Ernährungsmaßnahmen wie die Einnahme von Vitaminen oder angereicherten Mahlzeiten können diesen Patienten helfen, ihre Immunfunktion aufrechtzuerhalten und ihre Anfälligkeit für Infektionen zu senken.

Die Ernährungsimmunologie ist ein aufstrebendes Forschungsgebiet, das den Zusammenhang zwischen Ernährung und Immunsystem untersucht. Sie hat in den letzten Jahren an Bedeutung gewonnen, da sich Forscher zunehmend dafür interessieren, wie die Ernährung zur

Vorbeugung und Behandlung von Krankheiten beitragen kann.

Die Ernährung ist für die Immunfunktion von entscheidender Bedeutung, da viele der an der Immunreaktion beteiligten Zellen und Moleküle bestimmte Nährstoffe benötigen, um effektiv zu funktionieren. Ernährungsmuster und Ernährungsbehandlungen können sowohl die Immunfunktion als auch die Krankheitsfolgen beeinflussen. Um die komplizierte Wechselwirkung zwischen Ernährung und Immunfunktion vollständig zu verstehen, sind noch weitere Studien nötig. Aktuelle Studien weisen jedoch darauf hin, dass eine angemessene Ernährung für die Aufrechterhaltung der Immunfunktion und die Senkung des Risikos von Infektionen und chronischen Erkrankungen von wesentlicher Bedeutung ist.

Lebensmittel, die reich an immunstärkenden Nährstoffen sind

Der regelmäßige Verzehr einer Reihe vitamin- und mineralstoffreicher Lebensmittel wie Zitrusfrüchte, Spinat, Paprika und Ingwer kann Ihr Immunsystem stärken.

Natürliche Immunverstärker sind Dinge, denen wir in unserem täglichen Leben begegnen.

Die erste Verteidigungslinie ist immer ein gesunder Lebensstil, der das Aufhören mit dem Rauchen, den Verzehr von ausreichend Obst und Gemüse, Bewegung, ausreichend Schlaf und Stressabbau umfasst. Menschen setzen seit langem natürliche Immunverstärker in ihrem täglichen Leben ein, und dieser Trend wächst, da die Nebenwirkungen synthetischer Medikamente immer häufiger auftreten.

Wasser

Viel Wasser zu trinken ist aus verschiedenen Gründen vorteilhaft, einer davon ist, dass es Ihr Krankheitsrisiko verringert. Eine ausreichende Flüssigkeitszufuhr hilft dabei, dass Nährstoffe alle Bereiche des Körpers erreichen und sorgt dafür, dass alle biologischen Systeme und Organe richtig funktionieren, was möglicherweise das Krankheitsrisiko senkt. Eine ausreichende Menge Wasser hält die Schleimhäute feucht und verringert das Auftreten von Erkältungen und Grippe.

Trinken von Wasser hilft, Zellen mit Sauerstoff zu versorgen, was zu gut funktionierenden Systemen führt. Gut mit Sauerstoff versorgte Zellen sind besser geeignet, Keime und andere Infektionserreger zu bekämpfen als Zellen mit niedrigem Sauerstoffgehalt.

Darüber hinaus verliert der Körper bei Unwohlsein viel Wasser in Form von Schleim, der zur Beseitigung infektionserregender Bakterien verwendet wird. Wasser spielt eine wichtige Rolle bei der Beseitigung von Giftstoffen aus dem Körper, indem es diese über die Nieren und das Harnsystem transportiert.

Dehydrierung kann dazu führen, dass sich Giftstoffe im Kreislauf und anderen wichtigen Organen ansammeln, was zu einem geschwächten Immunsystem führt. Wenn Sie den ganzen Tag über ausreichend Wasser trinken, können Sie Dehydrierung vorbeugen und die Entgiftung verbessern. Eine ausreichende Flüssigkeitszufuhr ist auch wichtig für die Entgiftungswege, die Lymphdrainage und die Beseitigung fremder Eindringlinge und Ablagerungen.

Dehydrierung kann zu Muskelverspannungen, Kopfschmerzen, niedrigem Serotoninspiegel und Verdauungsproblemen führen. Mehr Wasser zu trinken kann die Gesundheit sowohl direkt als auch indirekt verbessern, indem es den Urinfluss oder die Harnverdünnung erhöht und den osmotisch induzierten Vasopressinspiegel (AVP) senkt.

Erhöhte Werte des zirkulierenden AVP stehen in Zusammenhang mit Stoffwechselstörungen, autosomal dominanter polyzystischer Nierenerkrankung und chronischer Nierenerkrankung. Im Gegensatz dazu kann ein erhöhter Harnfluss durch mehr Wasserkonsum dazu beitragen, Nierensteine zu vermeiden und das Wiederauftreten von Harnwegsinfektionen zu minimieren.

Pflanzliche Lebensmittel

• Zitrusfrüchte

Zu den beliebtesten Zitrusfrüchten gehören Grapefruit, Orangen, Clementinen, Mandarinen, Zitronen und Limetten. Vitamin C, ein essentielles Vitamin in Zitrusfrüchten, stärkt das Immunsystem, indem es sowohl die Aktivität adaptiver als auch angeborener Immunzellen erhöht. Es verbessert die Fähigkeit der Epithelbarriere, vor Infektionen zu schützen.

Vitamin C kann auch das Wachstum infektionsbekämpfender weißer Blutkörperchen, bekannt als Lymphozyten und Phagozyten, fördern, insbesondere die Differenzierung und Proliferation von B- und T-Zellen, zwei der wichtigsten Komponenten des Immunsystems.

Es kann auch dazu beitragen, Atemwegs- und systemische Infektionen zu verhindern und zu behandeln. Vitamin C wirkt auch als Antioxidans und hilft, freie Radikale zu bekämpfen, die die Funktionsfähigkeit des Immunsystems schädigen und schwächen.

Da der menschliche Körper Vitamin C weder produzieren noch speichern kann, ist es wichtig, regelmäßig hochwertige Vitamin-C-Quellen zu sich zu nehmen, insbesondere wenn man krank ist, da der Vitamin-C-Spiegel weiter sinken kann. Neben Vitamin C enthalten Zitrusfrüchte Carotinoide, Folsäure, Ballaststoffe, Kalium, Selen und eine Reihe von Phytochemikalien, was sie zu einem wirksamen natürlichen Mittel zur Krebsbekämpfung macht.

Zitrusfrüchte enthalten Flavonoide, die als entzündungshemmende und antioxidative Wirkstoffe wirken und das Immunsystem stärken, indem sie Entzündungen lindern und eine schnellere Genesung von Krankheiten fördern. Naringin, ein in Zitrusfrüchten enthaltenes Flavonoid, hemmt nachweislich die Produktion entzündungsfördernder Zytokine. Neben Naringin enthalten Zitronen Limonen, das das Immunsystem stärken kann.

Darüber hinaus können die in Zitronen enthaltenen Antioxidantien dazu beitragen, die Augen vor altersbedingten Schäden wie Makuladegeneration zu schützen sowie Krebs und Herz-Kreislauf-Erkrankungen vorzubeugen.

• Papaya

Papaya ist reich an Retinol, Thiamin, Riboflavin, Niacin, Folsäure, Eisen, Kalium, Kalzium und Ballaststoffen, hat aber wenig Kalorien. Sie enthält Carotinoide wie β-Carotin und Lycopin, Enzyme wie Chymopapain und Papain sowie Antioxidantien wie Vitamin C, die nachweislich die Schwere von Erkrankungen wie rheumatoider Arthritis, Osteoarthritis und Asthma verringern. β-Carotin, ein Vorläufer von Vitamin A, wirkt als Antioxidans und stärkt die immunologische Funktion. Vitamin A stärkt nachweislich das Immunsystem und unterstützt die Entwicklung, Reproduktion und Synthese von Blutzellen.

Darüber hinaus stimuliert Retinsäure, ein Derivat von Vitamin A, die Vermehrung von Lymphozyten und T-Zellen an der Entzündungsstelle im Magen. Dies ist wichtig für eine angemessene angeborene Immunantwort. Vitamin-A-Mangel steht in Zusammenhang mit verminderter Killerzellen- und Eosinophilenaktivität sowie verringerter oxidativer Burst- und Phagozytenkapazität von Neutrophilen und Makrophagen.

• Kiwi

Es gibt drei Sorten kommerzieller Kiwis: Kiwi (Actinidia deliciosa), Goldene Kiwi (Actinidia chinensis) und Winterkiwi (Actinidia arguta).

Kiwis liefern wie Papayas wichtige Nährstoffe wie Kalium, Vitamin C, Carotinoide, Ballaststoffe, Vitamin K und Antioxidantien. Kiwis enthalten viel Vitamin C und Polyphenole, die entzündungshemmende Eigenschaften haben, die das Immunsystem regulieren und das Gripperisiko senken. In-vitro-Studien haben auch gezeigt, dass Goldene Kiwis das Immunsystem durch Modulation der Zell- und Zytokinaktivität beeinflussen können.

• Granatapfel

Granatapfelsaft hemmt nachweislich die Entwicklung gefährlicher Bakterien, darunter E. coli O157:H7, Listeria, Shigella, Clostridium, Yersinia, Salmonellen und Staphylococcus aureus. Außerdem hat er nachweislich antivirale Eigenschaften, was ihn gegen Viren wie Grippe nützlich macht.

Granatapfelsaft fördert das Wachstum gesunder Darmbakterien wie Bifidobacterium und Lactobacillus, die das Immunsystem deutlich stärken können. Der Verzehr von

Granatäpfeln senkt die Thrombozytenaggregation, einen wichtigen Risikofaktor für Herz-Kreislauf-Erkrankungen. Er fördert auch eine gute Verdauung, Stuhlgang, Gewichtsabnahme und allgemeine Immunität.

• Aonla

Aonla ist eine Frucht mit hohem Gehalt an Vitamin C, Flavonoiden und Antioxidantien, die nachweislich immunmodulatorische und entzündungshemmende Wirkungen hat. Aonla enthält Ellagsäure, ein starkes Antioxidans. Aonla wird auch mit erhöhter natürlicher Killerzellaktivität und antikörperabhängiger Zelltoxizität in Verbindung gebracht.

Aonla ist aufgrund seiner möglichen chemomodulatorischen, neuromodulatorischen, Radikalfänger- und chemopräventiven Wirkung sowie seiner antioxidativen, antimutagenen, entzündungshemmenden und immunmodulatorischen Eigenschaften ein potenzieller Kandidat für die Krebsprävention und -therapie. Aonla hat einen hohen Gehalt an Vitamin C, Flavonoiden und Antioxidantien und besitzt nachweislich immunmodulatorische und entzündungshemmende Eigenschaften. Aonla enthält Ellagsäure, ein starkes Antioxidans.

• Mandeln

Mandeln enthalten viel Vitamin E, das wie Vitamin C für ein gesundes Immunsystem notwendig ist. Vitamin E ist ein starkes Antioxidans, das eine gesunde Immunfunktion fördert.

Neben Vitamin E enthalten Mandeln einfach und mehrfach ungesättigte Fette, Flavonoide wie Kaempferol, Catechin, Epicatechin und Isorhamnetin sowie Pflanzensterole. Diese Bestandteile spielen eine entscheidende Rolle bei der Fähigkeit der Mandeln, immunologische und entzündliche Prozesse zu beeinflussen. Mandeln wirken entzündungshemmend auf Herz-Kreislauf-Erkrankungen und Vitamin E dient im Körper als Antioxidans. Vitamin E spielt auch eine wichtige Rolle bei der Entwicklung von T-Zellen.

• Brokkoli

Brokkoli ist ein grünes Gemüse mit einem fleischigen Stiel und einem riesigen blühenden Kopf, das auf der ganzen Welt in vielen Formen gegessen wird, beispielsweise als gekochtes Gemüse, Salat, Suppe usw. Brokkoli gilt aufgrund seines hohen Gehalts an Vitamin A, C und E, Ballaststoffen und Antioxidantien als eines der gesündesten verfügbaren Gemüse.

Die positiven Auswirkungen von Brokkoli auf die menschliche Gesundheit sind auf seinen hohen Gehalt an Mineralien, Vitaminen und Isothiocyanaten zurückzuführen, von denen Sulforaphan (SFN) das wichtigste ist. SFN hat nachweislich entzündungshemmende und krebsvorbeugende Eigenschaften. Um sein Potenzial zu erhalten, sollte Brokkoli so wenig wie möglich zubereitet oder roh verzehrt werden.

Dämpfen ist auch eine der effektivsten Methoden, um Lebensmittel zuzubereiten und gleichzeitig den Nährwert zu erhalten. Die gesundheitlichen Vorteile von Brokkoli gehen über seinen Nährwert hinaus, da er eine Vielzahl von Phytochemikalien wie Polyphenole, Glucosinolate und deren Derivate enthält, darunter Isorhamnetin, Quercetin-Glucoside und Kaempferol. Diese Komponenten verstärken die antioxidativen und krebshemmenden Eigenschaften des Gemüses und machen es zu einer beliebten Mahlzeit unter gesundheitsbewussten Menschen.

Darüber hinaus haben mehrere epidemiologische Studien die ernährungsphysiologischen und therapeutischen Vorteile von Brokkoli bestätigt, darunter seine Fähigkeit, das Immunsystem zu kontrollieren, bei der Entgiftung zu helfen, die Gesundheit von Augen und Knochen zu stärken und antibakterielle und antioxidative Eigenschaften zu besitzen.

• Ingwer

Ingwer (Zingiber officinale Roscoe) ist ein gängiges Gewürz, das in vielen Küchen auf der ganzen Welt verwendet wird. Die Rhizome des Ingwers produzieren Oleoresin, das mehrere bioaktive Bestandteile enthält, darunter Gingerol, das wichtigste scharfe Element, dem außergewöhnliche pharmakologische und physiologische Vorteile zugeschrieben werden.

Ingwer ist bekannt für seine Fähigkeit, den Appetit anzuregen, die Verdauung zu fördern, als Erkältungsmittel zu wirken und schmerzstillende und entzündungshemmende Eigenschaften zu haben. Roter Ingwer, der stärkere bioaktive Chemikalien als herkömmlicher Ingwer enthält, hat sich als vielversprechendes Immunmodulator bei der Behandlung von Psoriasis erwiesen. Studien haben gezeigt, dass roter Ingwer die Aktivierung von T-Lymphozyten beeinflussen kann.

Zusätzlich zu seinen immunmodulatorischen Eigenschaften hat sich gezeigt, dass Ingwer potenzielle Vorteile bei der Linderung chronischer Schmerzen und der Senkung des Cholesterinspiegels bietet.

Die übermäßige Bildung von reaktiven Sauerstoffspezies (ROS) oder freien Radikalen während des Stoffwechsels überfordert die antioxidative Kapazität eines biologischen Systems und führt zu oxidativem Stress, der mit Herzkrankheiten, Krebs, neurologischen Erkrankungen und dem Alterungsprozess in Verbindung gebracht wird.

Die bioaktiven Bestandteile des Ingwers, einschließlich der Gingerole, haben sich als antioxidativ in einer Reihe von Modulen erwiesen. Ein erhöhter Konsum antioxidantienreicher Lebensmittel und Getränke, wie beispielsweise Ingwer-Shots, kann Entzündungen bekämpfen und das Immunsystem gesund halten.

• Knoblauch

Knoblauch wird seit der Antike als beliebtes pflanzliches Heilmittel in der traditionellen Medizin verwendet. Frisch zerdrückter Knoblauch enthält eine Vielzahl physiologisch aktiver schwefelhaltiger Chemikalien wie Sulfoxide, Proteine und Polyphenole, die nachweislich antivirale Wirkungen haben und die immunologische Funktion stärken.

Knoblauch hat nachweislich immunstimulierende Wirkungen, die in medizinischen Anwendungen von Vorteil sein könnten.

Er stimuliert die angeborene und spezifische Zellimmunität durch die Aktivierung von natürlichen Killerzellen, Lymphozyten, Makrophagen, dendritischen Zellen und Eosinophilen. Diese Immunzellen steigern nachweislich die Funktion des Immunsystems und senken möglicherweise das Risiko bestimmter Krankheiten. Knoblauch enthält das Sulfoxid Alliin, das beim Zerdrücken oder Verschlucken in Allicin umgewandelt wird.

Darüber hinaus kann der bioaktive Bestandteil des Knoblauchs, Diallylsulfid (DAS), Entzündungsfaktoren wie reaktive Sauerstoffspezies (ROS), NFkB (Nuclear Factor Kappa Light Chain Enhancer of Activated B Cells) und die Produktion von Cyclooxygenase2 über den NFkB-Signalweg hemmen. Dieser Signalweg ist für die Zytokinbildung und das Zellüberleben entscheidend, daher kann seine Hemmung zur Verringerung der Entzündung beitragen.

In-vitro-Studien haben gezeigt, dass Knoblauch antithrombotische Eigenschaften hat und die Thrombozytenaggregation beim Menschen reduziert. Seine Bestandteile haben nachweislich eine Vielzahl immunmodulatorischer Wirkungen auf die Zytokinproduktion in Leukozyten.

Der Verzehr von Knoblauch verbessert hämatologische und homöostatische Marker. Der Verzehr von Knoblauch kann die Produktion und Freisetzung von Stickstoffmonoxid (NO) stimulieren, das für die erhöhte Freisetzung von Interferon-Alpha beim Menschen verantwortlich ist und gegen virale und proliferative Erkrankungen nützlich ist.

• Zwiebel

Zwiebeln (Allium cepa L.) sind ein beliebtes Element der indischen Küche und ein weltweit angebautes und konsumiertes Gemüse. Ihre Verwendung reicht bis ins alte Ägypten zurück, als sie für ihre antibakteriellen, entzündungshemmenden und therapeutischen Eigenschaften geschätzt wurde.

Die gesundheitlichen Vorteile von Zwiebeln hängen mit ihren bioaktiven Bestandteilen zusammen, zu denen Organoschwefelverbindungen wie Diallylsulfid und Diallylsulfoxid, Proteine, Peptide und Flavonoide, nämlich Quercetin-Derivate, gehören. Diese Chemikalien verleihen Zwiebeln antioxidative, antibakterielle, antivirale, antimykotische, krebshemmende, entzündungshemmende und antimutagene Wirkungen.

Fructooligosaccharide (FOS) in Zwiebeln haben eine hohe mitogene und phagozytäre Aktivität, was auf eine potenzielle Rolle bei der therapeutischen Immunmodulation hindeutet.

• Kurkuma

Kurkuma, ein leuchtend gelbes und bitteres Gewürz, das in Currys weit verbreitet ist, wird als entzündungshemmendes Mittel zur Behandlung von Osteoarthritis und rheumatoider Arthritis verwendet. Sein Hauptbestandteil Curcumin hilft nachweislich dabei, durch Training verursachte Muskelschäden aufgrund seines hohen gelben Pigmentgehalts zu verhindern. Tierstudien haben auch gezeigt, dass Curcumin die Immunität verbessern kann und antivirale Eigenschaften besitzt.

Curcumin, der Hauptbestandteil von Kurkuma, reguliert nachweislich eine Vielzahl biologischer Funktionen, darunter Signaltransduktoren, Transkriptionsfaktoren, mitogenaktivierte Proteinkinase, Zytokinproduktion und Immunzellrezeptoren. Es wurde nachgewiesen, dass es die Aktivität von Immunzellen wie B-Zellen, dendritischen Zellen, Monozyten, Makrophagen und Neutrophilen beeinflusst und somit sowohl die angeborene als auch die adaptive Immunität in pathologischen Situationen beeinflusst.

Curcumin ist auch für seine antioxidativen Eigenschaften bekannt, zu denen die Funktion als Sauerstoffradikalfänger, der Schutz von Hämoglobin vor Oxidation und die Hemmung der Mikroben- und Virenvermehrung gehören.

• Grüner und schwarzer Tee

Grüner und schwarzer Tee enthalten hohe Mengen an Flavonoiden, einem Antioxidans. Grüner Tee enthält EGCG, ein Antioxidans, das die Immunfunktion stärkt. EGCG stimuliert die Produktion immunregulierender Zytokine, senkt das Risiko vieler Krankheiten, reduziert Entzündungen und schützt Zellen vor Schäden. Das Fermentationsverfahren zur Herstellung von schwarzem Tee zerstört einen erheblichen Teil des EGCG, während grüner Tee das EGCG behält, da er gedämpft und nicht fermentiert wird.

Grüner Tee enthält außerdem viel Theanin, eine Aminosäure, die bei der Produktion keimtötender Chemikalien in T-Zellen helfen kann. Teezubereitungen haben antioxidative Eigenschaften und enthalten phenolische Chemikalien wie Thearubigine und Theaflavine, die nachweislich potenzielle therapeutische

Vorteile bei Krebs, Herz-Kreislauf-Erkrankungen und Entzündungen haben. Diese Chemikalien wurden aufgrund ihrer antioxidativen Eigenschaften und anderer gesundheitlicher Vorteile identifiziert.

Kräutertees werden im Gegensatz zu traditionellen Tees aus Blättern der Camellia sinensis aus einer Vielzahl getrockneter Pflanzenbestandteile wie Früchten, Blüten, Samen, Nüssen, Rinden und Gräsern hergestellt, darunter Kamille, Zimt, Ginseng, Ingwerwurzel, Kardamom, Petersilie und Nelken. Diese Chemikalien haben immunstärkende Wirkungen, die für die menschliche Gesundheit nützlich sein können, wie z. B. entzündungshemmende, antivirale, krebshemmende, antioxidative und antibakterielle Wirkung.

• Pilze

Pilze sind essbare Pilze, die einen hohen Selengehalt sowie B-Vitamine wie Niacin und Riboflavin enthalten, die alle zur Stärkung des menschlichen Immunsystems beitragen. Insbesondere Selen wirkt als Antioxidans und hilft, oxidativen Stress und Entzündungen zu minimieren, während es gleichzeitig die immunologische Funktion stärkt.

Vitamin B6 fördert die Kommunikation zwischen Zytokinen und Chemokinen und verstärkt die immunologische Reaktion auf eine erhöhte Antikörperproduktion. Ein Mangel an Vitamin B6 reduziert das Wachstum und die Vermehrung von Lymphozyten, die Antikörperbildung und die T-Zell-Aktivität. Pilze enthalten bioaktive Chemikalien, die das Immunsystem modulieren, darunter βD-Glucan, Polysaccharid-Peptid/Protein-Komplexe, Proteine, Proteoglykane und Triterpenoide.

Es wurde nachgewiesen, dass βD-Glucan aus Pilzen die immunologische Reaktion von NK-Zellen, B-Zellen, T-Zellen und Makrophagen erhöht. Es wird auch angenommen, dass sie eine cholesterinsenkende, allergiehemmende, krebshemmende und tumorhemmende Wirkung haben. Pilze haben eine Vielzahl von Wirkungen, einschließlich der Fähigkeit, die Produktion von Zytokinen anzuregen, bei denen es sich um kleine, lösliche Proteine handelt, die als intrazelluläre Mediatoren dienen.

LEBENSMITTEL AUS TIERISCHER QUELLE

Lebensmittel aus tierischer Quelle (ASF) sind kalorienreich und bieten hochwertiges, leicht verdauliches Protein. Die Proteine in diesen Mahlzeiten gelten als von höchster Qualität und für den Körper leicht verfügbar, da sie den gesamten Satz der notwendigen Aminosäuren enthalten, die der menschliche Körper benötigt. Tierische Ernährung ist auch reich an Mikronährstoffen. Leichte bis schwere Protein-Energie-Mangelernährung (PEM) ist in Entwicklungsländern weit verbreitet. Unterernährung ist besonders problematisch für Kinder, da sie zu Wachstumsstörungen, verminderter geistiger Entwicklung und Krankheiten führt. Darüber hinaus sind die synergistischen Beziehungen zwischen PEM, Infektionen und Immunfunktion gut dokumentiert. Vor diesem Hintergrund trägt die Aufnahme tierischer Lebensmittel wie Milch, Fleisch, Eier und Fisch zu einer ausgewogenen menschlichen Ernährung bei, insbesondere im Hinblick auf die Immunfunktion.

• Milch

Milch enthält eine Vielzahl wichtiger Elemente, darunter Vitamine, Mineralien und bestimmte Proteine, die alle für die allgemeine Gesundheit erforderlich sind. Ihre immunologischen Eigenschaften sind seit langem bekannt; Prolaktin, ein in Milch enthaltenes Hormon, kann die Migration von Lymphozyten und Thymozyten fördern und so die Immunfunktion verbessern.

Milch enthält auch Immunglobuline (IgA und IgG), die die humorale Immunantwort beeinflussen können.

Darüber hinaus haben Peptide und Proteinhydrolysate, die aus Milchkaseinen und wichtigen Molkenproteinen gewonnen werden, immunmodulatorische Eigenschaften, wie die Verbesserung der Lymphozytenproliferation, die Modulation von Zytokinen und die Förderung der Antikörperproduktion. Milchproteine (Kasein und Molke) und Milchfett sind für die immunmodulatorischen Eigenschaften von Kuhmilch verantwortlich.

Die Aufnahme von Molkenprotein und α-Lactalbumin in die Ernährung steigert die Lymphozytenfunktion und die Reaktivität der in der Milz gebildeten Lymphozyten gegenüber T-Zell-Mitogenen. Ebenso wurde gezeigt, dass aus Kasein produziertes LF und CGP die Lymphozytenfunktion steigern. In-vitro-Tests legen nahe, dass Peptide, die durch enzymatische Spaltung von α- und β-Kasein entstehen, die Funktion menschlicher Lymphozyten steigern können.

Fukushima et al. (2007) entdeckten, dass die Aufnahme von fermentierter Milch in die Ernährung älterer Menschen die phagozytische Aktivität der Blutzellen steigerte.

Neben der Veränderung der Lymphozytenaktivität haben Milchproteine in der Nahrung nachweislich auch Auswirkungen auf die Antikörperreaktion. Die Verwendung von α-Lactalbumin, α-Lactalbuminhydrolysat und Vollmolkenproteinkonzentrat führt zu einer erhöhten Antikörperproduktion gegen fremde Antigene. Goldene Milch, ein milchbasiertes Getränk (ein halber Teelöffel Kurkumapulver in 150 ml heißer Milch), soll die Immunität stärken, wenn sie ein- oder zweimal täglich getrunken wird. Der Hauptbestandteil von Kurkuma, Curcumin (Curcuma longa L.), reguliert die Produktion von Zytokinen, nämlich Interleukin1, Interleukin6 und Tumornekrosefaktorα.

Milch enthält β-Carotin, ein Antioxidans und Vorläufer von Vitamin A, das zur Verbesserung der immunologischen Funktion beiträgt. Es kann phagozytische Zellen vor oxidativen Schäden schützen, die Aktivität von Effektor-T-Zellen steigern und die Fähigkeit von Makrophagen, zytotoxischen T-Zellen und natürlichen Killerzellen verbessern, bösartige Zellen zu zerstören. Vitamin A, das aus β-Carotin gewonnen wird, kann die Funktion des Epithelgewebes, die Lymphmasse und die Immunität verbessern und so das Infektionsrisiko senken.

• Joghurt und Quark

Joghurt ist ein milchbasiertes Lebensmittel, das von Milchsäurebakterien (LAB) wie Lactobacillus bulgaricus und Streptococcus thermophilus fermentiert wird. Während Milch und Joghurt eine vergleichbare Mineralzusammensetzung aufweisen, werden bestimmte Elemente wie Kalzium aus Joghurt besser aufgenommen als aus Milch. Darüber hinaus enthält Joghurt weniger Laktose und mehr Milchsäure, Peptide, Galaktose, freie Fettsäuren und freie Aminosäuren als Milch.

Mehrere Studien haben gezeigt, dass die therapeutischen Wirkungen von LAB und Joghurt, einschließlich ihres Potenzials zur Stärkung des Immunsystems, hauptsächlich auf Veränderungen in der Mikroökologie des Magen-Darm-Trakts zurückzuführen sind. Der Verzehr von Joghurt kann die LAB-Population im Darm erhöhen und so das Wachstum schädlicher Bakterien verhindern, was zu weniger Krankheiten und mehr krebsvorbeugenden Vorteilen führt. Das Ausmaß, in dem LAB das Immunsystem aktivieren kann, wird auch durch ihre Nähe zu lymphatischen Geweben bestimmt, wenn sie das Darmlumen besiedeln.

Der Verzehr von Quark verbessert nachweislich die menschliche Gesundheit, insbesondere das Immunsystem. Quark kann die natürliche Immunität stärken, indem er sowohl die Schleimhaut- als auch die systemische Abwehr des Wirts aktiviert.

Dies wird durch die Aktivierung von Makrophagen, die Erhöhung des Immunglobulinspiegels und die Steigerung der natürlichen Killerzellaktivität und Zytokinsynthese im Körper erreicht. Regelmäßiger Joghurtkonsum kann das Risiko von Herz-Kreislauf-Erkrankungen, chronischen Nierenerkrankungen und Diabetes verringern und gleichzeitig das Immunsystem des Wirts stärken.

• Ei

Eier von Hausgeflügel sind in vielen Teilen der Welt ein kostengünstiges und allgemein verfügbares Nahrungsmittel. Sie enthalten viele Vitamine und Mineralien; dennoch gibt es viele Diskussionen darüber, ob Eier gesund sind, insbesondere in Bezug auf Cholesterin. Eier enthalten Proteine, die für die Erhaltung und Reparatur von Muskeln und anderen physiologischen Komponenten unerlässlich sind.

Darüber hinaus enthalten Eier Vitamine und Mineralien, die für eine normale Gehirn- und Nervenfunktion erforderlich sind. Eier enthalten viel Vitamin A, Vitamin B12 und Selen, die alle zur Verbesserung des Immunsystems beitragen. Eier enthalten Cholin, das beim Abbau von Homocystein helfen kann, einer Aminosäure, die mit Herzerkrankungen in Verbindung steht. Schließlich enthalten Eier die Antioxidantien Lutein und Zeaxanthin, die helfen, altersbedingte Makuladegeneration zu verhindern.

Eier sind eine hervorragende Quelle für Antioxidantien und hochwertige Proteine, die denen in Muttermilch ähneln. Eier enthalten Antioxidantien (Phosvitin und Ovotransferrin), die die Lipidoxidation durch Metallchelatbildung hemmen und freie Radikale stoppen. Andere in Eiern enthaltene Vitamine helfen, die Sehkraft zu erhalten.

Ovomucin, Ovotransferrin, Ovalbumin, Avidin und Lysozym sind die wichtigsten bioaktiven Bestandteile von Eiweiß mit antibakteriellen Eigenschaften. Diese Proteine üben über Entzündungswege antibakterielle und immunmodulatorische Wirkungen aus. Daher kann die Aufnahme von Eiern in eine normale Ernährung eine gute Wahl für eine ausgewogene und gesunde Ernährung sein, insbesondere in armen Gebieten, in denen hochwertige proteinhaltige Lebensmittel wie Linsen und Milch nicht ohne weiteres verfügbar sind.

Teil 4: Alles zusammenfügen: Erstellen Sie Ihren persönlichen Plan

Kapitel 7: Pläne für unterschiedliche Ernährungsvorlieben

Ernährung ist für die Krebsbehandlung und -therapie von entscheidender Bedeutung, da sie Ihr Immunsystem und Ihr allgemeines Wohlbefinden unterstützt. Unterschiedliche Patienten haben unterschiedliche Essensvorlieben und es ist wichtig zu lernen, wie man Ernährungspläne an ihre Interessen anpasst und gleichzeitig alle Nährstoffanforderungen erfüllt. Egal, ob Sie sich vegetarisch, vegan oder anders ernähren, es gibt Strategien, um Ihre Nährstoffaufnahme zu maximieren und Ihre Gesundheit während der Krebsbehandlung zu unterstützen.

Vegetarier müssen sicherstellen, dass sie ausreichend Protein, Eisen und Vitamin B12 zu sich nehmen, die alle häufig in tierischen Produkten enthalten sind. Protein ist für die Muskelreparatur und die immunologische Funktion notwendig und kann in einer Reihe von pflanzlichen Lebensmitteln enthalten sein. Bohnen, Linsen und Kichererbsen sind proteinreiche Hülsenfrüchte, die für Suppen, Eintöpfe, Salate und Hauptgerichte verwendet werden können.

Nüsse und Samen wie Mandeln, Walnüsse, Chiasamen und Leinsamen sind reich an Proteinen und guten Fetten. Milchprodukte und Eier liefern, wenn sie in eine vegetarische Ernährung integriert werden, mehr Protein, Kalzium und Vitamin B12.

Eisen ist ein weiteres wichtiges Mineral für Vegetarier, da pflanzliches Eisen (Nicht-Hämeisen) vom Körper nicht so leicht aufgenommen wird wie Eisen aus tierischen Quellen (Hämeisen). Um die Eisenaufnahme zu verbessern, kombinieren Sie eisenreiche Mahlzeiten mit Vitamin-C-reichen Lebensmitteln. Fügen Sie beispielsweise Paprika, Tomaten oder Zitrusfrüchte zu Mahlzeiten wie Spinat, Tofu oder angereichertem Getreide hinzu. Darüber hinaus kann das Kochen mit Kochgeschirr aus Gusseisen den Eisengehalt Ihrer Mahlzeiten erhöhen.

Vitamin B12 kommt größtenteils in tierischen Quellen vor, daher sollten Vegetarier, insbesondere Veganer, angereicherte Mahlzeiten oder Nahrungsergänzungsmittel in Betracht ziehen. Angereichertes Getreide, Nährhefe und pflanzliche Milch enthalten häufig Vitamin B12. Der Vitamin-B12-Spiegel sollte regelmäßig überwacht werden, und Sie sollten Ihren Arzt konsultieren, um sicherzustellen, dass Sie genug bekommen.

Wer sich vegan ernährt, hat aufgrund des Verzichts auf alle tierischen Produkte mit vergleichbaren, aber umfassenderen Problemen zu kämpfen. Der Proteinbedarf kann über eine Reihe pflanzlicher Quellen gedeckt werden. Sojaprodukte wie Tofu, Tempeh und Edamame sowie Hülsenfrüchte, Nüsse und Samen sind reich an Proteinen. Vollkornprodukte wie Quinoa, Bulgur und Farro helfen ebenfalls bei der Proteinaufnahme.

Es kann schwierig sein, ohne Milchprodukte genügend Kalzium aufzunehmen, aber es gibt viele pflanzliche Alternativen. Blattgemüse wie Grünkohl, Blattkohl und Pak Choy sind eine ausgezeichnete Wahl. Angereicherte pflanzliche Milch wie Mandel-, Soja- und Hafermilch enthält mehr Kalzium und Vitamin D. Mit Kalziumsulfat zubereiteter Tofu und angereicherter Orangensaft sind weitere mögliche Optionen.

Fisch enthält viel Omega-3-Fettsäuren, die sich positiv auf die Herzgesundheit auswirken und Entzündungen lindern. Veganer können ihre Omegas aus Leinsamen, Chiasamen, Hanfsamen und Walnüssen beziehen. Algenöl-Ergänzungsmittel sind eine weitere großartige Quelle für DHA und EPA, die aktiven Omegas, die in Fisch vorkommen.

Eine ausgewogene Ernährung mit viel Obst und Gemüse ist unabhängig von der Ernährungswahl unerlässlich, um die Vitamine, Mineralien und Antioxidantien zu liefern, die zur Stärkung des Immunsystems erforderlich sind. Beeren, Zitrusfrüchte, Blattgemüse, Kreuzblütler und farbenfrohe Früchte und Gemüse sind besonders reich an Antioxidantien und Phytonährstoffen, die oxidativem Stress entgegenwirken und die allgemeine Gesundheit fördern.

Patienten, die sich glutenfrei ernähren, egal ob aufgrund von Zöliakie oder Glutenunverträglichkeit, müssen sich der versteckten Glutenquellen in verarbeiteten Lebensmitteln bewusst sein. Die Ernährung sollte auf Vollwertkost wie Obst und Gemüse, magerem Fleisch, Nüssen und Samen sowie glutenfreiem Getreide wie Reis, Quinoa und Hirse basieren.

Glutenfreies Mehl wie Mandelmehl, Kokosmehl und Kichererbsenmehl kann zum Backen und Kochen anstelle von Weizenmehl verwendet werden. Es ist wichtig sicherzustellen, dass verarbeitete glutenfreie Lebensmittel reich an Nährstoffen sind und nicht zu stark auf raffinierten Kohlenhydraten und Zucker basieren.

Wer eine kohlenhydratarme oder ketogene Diät einhält, versucht, die Kohlenhydrataufnahme zu minimieren und gleichzeitig den Fettkonsum zu erhöhen, um eine Ketose zu erreichen, einen Zustand, in dem der Körper Fett zur Energiegewinnung verbrennt. Diese Diät kann nach einer Krebsbehandlung schwierig durchzuhalten sein, da sie nährstoffreiche Mahlzeiten erfordert. Es werden keine stärkehaltigen Gemüsesorten, sondern hochwertige Proteine und gesunde Fette benötigt. Avocados, Mandeln, Samen, Olivenöl, Kokosöl und fetter Fisch sind allesamt gute Quellen für gesundes Fett. Nicht stärkehaltige Gemüsesorten wie Blattgemüse, Brokkoli, Blumenkohl und Zucchini sind reich an Vitaminen und Mineralstoffen, aber arm an Kohlenhydraten.

Patienten mit einer Paleo-Diät, die auf vollwertige, unverarbeitete Lebensmittel setzt und Getreide, Hülsenfrüchte und Milchprodukte vermeidet, können von einer breiten Palette nährstoffreicher Lebensmittel profitieren. Mageres Fleisch, Fisch, Eier, Obst, Gemüse, Nüsse und Samen sollten im Mittelpunkt stehen. Es ist wichtig, eine angemessene Kalziumaufnahme sicherzustellen, was ohne Milchprodukte schwierig sein könnte.

Zu kalziumreichen Lebensmitteln gehören Blattgemüse, Fisch mit Gräten und angereicherte Pflanzenmilch.

Für Menschen, die bestimmte kulturelle oder religiöse Ernährungspraktiken befolgen, wie etwa koschere oder Halal-Diäten, ist es wichtig, sicherzustellen, dass alle Mahlzeiten den Ernährungsvorschriften entsprechen und dennoch gesund und gesundheitsfördernd während der gesamten Krebsbehandlung sind. Koschere Diäten verlangen, dass Mahlzeiten gemäß den jüdischen Ernährungsvorschriften zubereitet werden, zu denen der Verzicht auf Schweinefleisch und Schalentiere sowie die Vermeidung von Fleisch- und Milchprodukten gehört.

Halal-Diäten verlangen, dass Mahlzeiten nach islamischem Recht legal sind, was den Verzicht auf Schweinefleisch und die Sicherstellung, dass Fleisch gemäß bestimmten Kriterien getötet wird, einschließt. Beide Ernährungsoptionen können eine vielfältige Auswahl an Obst, Gemüse, Getreide und Proteinen enthalten, die die allgemeine Gesundheit fördern.

Unabhängig von Ihren Essensvorlieben ist es wichtig, ausreichend zu trinken. Wasser ist für alle Körperfunktionen, einschließlich des Immunsystems, unerlässlich.

Kräutertees, klare Brühen und wasserhaltiges Obst und Gemüse können Ihnen dabei helfen, ausreichend zu trinken.

Regelmäßige, kleine Mahlzeiten über den Tag verteilt können helfen, den Hunger zu regulieren und eine konstante Nährstoffaufnahme zu gewährleisten. Diese Methode kann Völlegefühle oder Blähungen reduzieren, die mit größeren Mahlzeiten einhergehen, und es einfacher machen, während der Therapie ausreichend Nährstoffe zu sich zu nehmen.

Wenn Sie zu Hause mit frischen, vollwertigen Lebensmitteln kochen, haben Sie mehr Kontrolle über den Nährwert der Mahlzeiten. Einfache, leicht zuzubereitende Mahlzeiten, die den Ernährungsbedürfnissen entsprechen, können die Essensplanung erleichtern. Ein vegetarisches Pfannengericht mit Tofu und einer Vielzahl von buntem Gemüse ist beispielsweise eine ausgewogene Mahlzeit mit viel Eiweiß, Vitaminen und Mineralstoffen. Eine vegane Linsensuppe mit Karotten, Sellerie und Tomaten ist eine sättigende und nährstoffreiche Alternative.

Mahlzeitenplanung und Kochen in großen Mengen können an Tagen, an denen Sie sich müde fühlen, Zeit und Energie sparen. Wenn Sie große Mengen Suppen, Eintöpfe und Aufläufe zubereiten und in einzelnen Portionen einfrieren, haben Sie gesunde Mahlzeiten griffbereit.

Die Kennzeichnung und der Zeitpunkt der Zubereitung dieser Mahlzeiten gewährleisten ihre Vielfalt und Frische.

Erwägen Sie nährstoffreiche Snacks, die zu Ihren Ernährungsgewohnheiten passen. Vegetarier und Veganer können Hummus mit Gemüsesticks, Nussbutter auf Apfelscheiben oder Energiebällchen mit Datteln und Nüssen genießen. Anhänger einer glutenfreien Ernährung können Reiskuchen mit Avocado oder glutenfreie Müsliriegel wählen. Menschen, die eine kohlenhydratarme oder ketogene Diät einhalten, mögen möglicherweise Käse-Nuss-Mix, Selleriestangen mit Mandelbutter oder hartgekochte Eier.

Durch die Aufnahme nährstoffreicher Smoothies können Sie eine Reihe von Vitaminen und Mineralien aufnehmen. Ein Smoothie aus Blattgemüse, verschiedenen Früchten, einem Löffel Proteinpulver und einem Schuss Pflanzenmilch kann an alle Nährstoffbedürfnisse angepasst werden. Durch die Zugabe von Leinsamen, Chiasamen oder Spirulina kann der Nährwert noch weiter erhöht werden.

Es ist auch wichtig, auf Ihren Körper zu hören und Ihre Ernährung bei Bedarf umzustellen.

Geschmacksveränderungen, Übelkeit und andere behandlungsbedingte Nebenwirkungen können beeinflussen, ob Mahlzeiten Ihnen schmecken und vertragen werden. Anpassungsfähigkeit und die Bereitschaft, neue Mahlzeiten auszuprobieren, können Ihnen dabei helfen, die Alternativen zu finden, die in verschiedenen Phasen der Therapie am besten für Sie geeignet sind.

Die Zusammenarbeit mit einem registrierten Ernährungsberater, der auf Krebsernährung spezialisiert ist, kann Ihnen individuellere Beratung und Unterstützung bieten. Ein Ernährungsberater kann Ihnen helfen, einen Ernährungsplan zu erstellen, der auf Ihre individuellen Bedürfnisse, Vorlieben und Behandlungsziele zugeschnitten ist. Er kann Ihnen auch praktische Ratschläge und Taktiken geben, um immunstärkende Lebensmittel in Ihre Ernährung aufzunehmen.

Mahlzeiten passend zu den einzelnen Behandlungsphasen

Der Aufbau eines starken Immunsystems mithilfe von Nahrungsmitteln ist ein entscheidender Bestandteil der Krebsbehandlung. Der Nährstoffbedarf von Krebspatienten kann je nach Behandlungsphase erheblich variieren.

Hier stelle ich Beispiel-Speisepläne bereit, die auf bestimmte Behandlungsphasen zugeschnitten sind, um Ihnen dabei zu helfen, eine optimale Ernährung aufrechtzuerhalten und Ihr Immunsystem zu unterstützen. Wenn Sie wissen, wie Sie Ihre Ernährung während der verschiedenen Behandlungsphasen anpassen können, kann dies einen erheblichen Unterschied für Ihr allgemeines Wohlbefinden und Ihren Genesungsprozess bedeuten.

Phase 1: Ernährung vor der Behandlung

Bevor Sie mit der Behandlung beginnen, ist es wichtig, Ihren Körper mit nährstoffreichen Nahrungsmitteln zu stärken. Das Ziel ist, Ihr Immunsystem aufzubauen, ein gesundes Gewicht zu halten und sicherzustellen, dass Sie die Energie und Nährstoffe haben, die Sie für die bevorstehende Behandlung benötigen.

Frühstück:

- Smoothie mit Spinat, Banane, Blaubeeren, Leinsamen und Mandelmilch. Geben Sie für zusätzliches Protein einen Löffel Proteinpulver hinzu.
- Vollkorntoast mit Avocado und pochiertem Ei.
- Haferflocken mit Chiasamen, gesplitterten Mandeln und frischen Beeren.

Mittagessen:

- Quinoa-Salat mit gemischtem Blattgemüse, Kirschtomaten, Gurken, Kichererbsen und einem Zitronen-Tahini-Dressing.
- Linsensuppe mit Karotten, Sellerie und Tomaten. Dazu Vollkornbrot.
- Gegrillte Hühnerbrust mit gerösteten Süßkartoffeln und gedünstetem Brokkoli.

Abendessen:

- Gebackener Lachs mit einem Quinoa-Grünkohl-Salat, angemacht mit einer Zitronenvinaigrette.
- Gebratener Tofu mit gemischtem Gemüse (Paprika, Zuckerschoten, Karotten), serviert auf braunem Reis.
- Spaghetti mit Vollkornnudeln, Marinarasoße und Putenfleischbällchen. Dazu gedünsteter Spargel.

Snacks:

- Griechischer Joghurt mit Honig und Walnüssen.
- Apfelscheiben mit Mandelbutter.
- Karottensticks mit Hummus.

Phase 2: Ernährung während der Behandlung

Während der Behandlung können Nebenwirkungen wie Übelkeit, Erbrechen, Mundgeschwüre und Müdigkeit das Essen erschweren. Der Schwerpunkt sollte auf leicht verdaulichen, kalorien- und proteinreichen Lebensmitteln liegen, die den Magen schonen und einfach zuzubereiten sind.

Frühstück:

- Smoothie mit Banane, Mango, Spinat, griechischem Joghurt und einem Hauch Honig.
- Weiches Rührei mit zerdrückter Avocado auf Toast.
- Milchreis aus Kokosmilch, Zimt und Rosinen.

Mittagessen:

- Cremige Butternusskürbissuppe mit weichem Vollkornbrot.
- Kartoffelpüree mit gegrilltem Hähnchen und gedünsteten grünen Bohnen.
- Weiches Tofu-Pfannengericht mit Reisnudeln und mildem Gemüse (Zucchini, Pilze).

Abendessen:

* Gebackener Kabeljau mit Süßkartoffelpüree und gedünstetem Spinat.
* Weiche Gemüselasagne mit Schichten aus Zucchini, Ricotta-Käse und Marinarasoße.
* Puten- und Gemüseauflauf mit cremiger Soße.

Snacks:

* Hüttenkäse mit weichen Pfirsichen aus der Dose.
* Smoothies mit Mandelmilch, Beeren und Proteinpulver.
* Apfelmus oder Fruchtpürees.

Phase 3: Ernährung nach der Behandlung

Nach der Behandlung liegt der Schwerpunkt auf der Genesung und dem Wiederaufbau der Kräfte. Die Ernährung sollte Nahrungsmittel enthalten, die die Heilung fördern, Energie wiederherstellen und das Immunsystem stärken.

Frühstück:

• Smoothie-Bowl mit gemischtem Spinat, Banane und Mandelmilch, garniert mit Müsli und frischen Beeren.

• Über Nacht eingeweichte Haferflocken mit Chiasamen, Mandelmilch und Bananenscheiben.

• Rührtofu mit Spinat und Vollkorntoast.

Mittagessen:

• Lachs- und Avocadosalat mit gemischtem Blattgemüse, Kirschtomaten und einer Balsamico-Vinaigrette.

• Kichererbsen- und Quinoasalat mit geröstetem Gemüse und einem Zitronen-Tahini-Dressing.

• Puten- und Gemüsewrap mit Hummus in einer Vollkorntortilla.

Abendessen:

• Gegrillte Garnelen mit braunem Reis und gedünstetem Brokkoli.

• Gefüllte Paprika mit Putenhack, Quinoa und schwarzen Bohnen.

• Gebratenes Hähnchen mit Blumenkohlpüree und sautiertem Grünkohl.

Snacks:

• Proteinriegel mit wenig Zucker.

• Nussbutter auf Vollkorncrackern.

• Frische Obstscheiben mit griechischem Joghurtdip.

Phase 4: Ernährung zur langfristigen Erhaltung

Nach Abschluss der Behandlung ist es wichtig, eine ausgewogene Ernährung beizubehalten, um die Gesundheit langfristig zu unterstützen und ein Wiederauftreten zu verhindern. Konzentrieren Sie sich auf eine abwechslungsreiche Ernährung mit viel Obst, Gemüse, magerem Eiweiß und Vollkorn.

Frühstück:

• Smoothie mit Grünkohl, Ananas, Chiasamen und Kokoswasser.

• Vollkornpfannkuchen mit frischen Beeren und einem Schuss Ahornsirup.

• Pochierte Eier auf Vollkorntoast mit sautiertem Spinat als Beilage.

Mittagessen:

• Gegrillter Hühnersalat mit gemischtem Blattgemüse, Avocado, Kirschtomaten und einem Honig-Senf-Dressing.

• Linsen- und Gemüseeintopf mit Vollkornbrot als Beilage.

• Quinoa-Schüssel mit schwarzen Bohnen, Mais, Avocado und einem Koriander-Limetten-Dressing.

Abendessen:

• Gebackener Lachs mit Quinoa als Beilage und geröstetem Rosenkohl.

• Hühnchen- und Gemüsepfanne mit braunem Reis.

• Vegetarisches Chili mit Kidneybohnen, schwarzen Bohnen und verschiedenen Gemüsesorten, serviert mit Maisbrot.

Snacks:

• Studentenfutter mit Nüssen, Samen und Trockenfrüchten.

• Gurkenscheiben und Paprika mit Hummus.

• Griechischer Joghurt mit einer Prise Müsli und Honig.

Besondere Hinweise zu nährstoffreichen Lebensmitteln

In allen Phasen der Behandlung ist es wichtig, nährstoffreiche Lebensmittel einzubauen, die das Immunsystem und die allgemeine Gesundheit unterstützen. Zu diesen Lebensmitteln gehören:

• **Blattgemüse:** Spinat, Grünkohl und Mangold sind reich an Vitamin A, C und K sowie Folsäure und Eisen.

• **Beeren:** Blaubeeren, Erdbeeren und Himbeeren enthalten viele Antioxidantien, die oxidativen Stress bekämpfen und das Immunsystem unterstützen.

• **Nüsse und Samen:** Mandeln, Walnüsse, Chiasamen und Leinsamen liefern gesunde Fette, Proteine und Ballaststoffe.

• **Magere Proteine:** Huhn, Truthahn, Fisch, Tofu und Hülsenfrüchte sind für die Muskelreparatur und die Funktion des Immunsystems unerlässlich.

• **Vollkorn:** Brauner Reis, Quinoa, Hafer und Vollkornprodukte enthalten Ballaststoffe, B-Vitamine und wichtige Mineralien.

• **Gesunde Fette:** Avocados, Olivenöl und fetter Fisch wie Lachs und Makrele unterstützen die Gesundheit des Gehirns und reduzieren Entzündungen.

Praktische Tipps zur Essenszubereitung

1. Kochen in großen Mengen: Bereiten Sie große Mengen Suppen, Eintöpfe und Aufläufe zu und frieren Sie sie in einzelnen Portionen ein. So haben Sie immer eine nahrhafte Mahlzeit zur Hand, auch an Tagen, an denen das Kochen überwältigend ist.

2. Einfache Rezepte: Konzentrieren Sie sich auf Rezepte mit minimalen Zutaten und unkomplizierten Zubereitungsmethoden. Schongarer und Schnellkochtöpfe können von unschätzbarem Wert sein, um mit wenig Aufwand herzhafte Mahlzeiten zuzubereiten.

3. Verwenden Sie hochwertige Zutaten: Wählen Sie, wenn möglich, Bio-Obst und -Gemüse, magere Fleischstücke und Vollkorn. Hochwertige Zutaten können den Nährwert und den Geschmack Ihrer Mahlzeiten verbessern.

4. Sorgen Sie für ausreichende Flüssigkeitszufuhr: Achten Sie darauf, neben Ihren Mahlzeiten ausreichend Flüssigkeit zu sich zu nehmen. Wasser, Kräutertees und Brühen sind eine ausgezeichnete Wahl, um Ihren Flüssigkeitshaushalt aufrechtzuerhalten und die Körperfunktionen zu unterstützen.

5. Hören Sie auf Ihren Körper: Achten Sie darauf, wie Ihr Körper auf verschiedene Nahrungsmittel reagiert, und passen Sie Ihre Ernährung entsprechend an. An manchen Tagen haben Sie vielleicht Heißhunger auf herzhafte, beruhigende Speisen, während Ihnen an anderen Tagen leichtere, leicht verdauliche Optionen besser gefallen.

Nahrungsergänzungsmittel einbeziehen

In manchen Fällen können Nahrungsergänzungsmittel notwendig sein, um Ihren Nährstoffbedarf zu decken, insbesondere wenn Sie Appetitlosigkeit oder Schwierigkeiten beim Verzehr bestimmter Nahrungsmittel haben. Zu den üblichen Nahrungsergänzungsmitteln für Krebspatienten gehören:

- **Proteinpulver:** Um die Proteinaufnahme zu steigern, können Sie Smoothies, Haferbrei oder Suppen Proteinpulver beifügen.

- **Multivitamine:** Ein hochwertiges Multivitaminpräparat kann helfen, etwaige Nährstofflücken in Ihrer Ernährung zu schließen.

- **Vitamin D:** Wenn Sie nur wenig Sonnenlicht ausgesetzt sind oder Schwierigkeiten haben, genügend Vitamin D über die Nahrung aufzunehmen, kann ein Nahrungsergänzungsmittel empfohlen werden.

- **Probiotika:** Um die Darmgesundheit zu unterstützen, sollten Sie probiotische Nahrungsergänzungsmittel oder probiotikareiche Lebensmittel wie Joghurt und Kefir zu sich nehmen.

Konsultieren Sie immer Ihren Arzt, bevor Sie mit der Einnahme neuer Nahrungsergänzungsmittel beginnen, um sicherzustellen, dass diese für Ihre spezifischen Bedürfnisse und Ihren Behandlungsplan geeignet sind.

Emotionale und soziale Aspekte des Essens

Eine positive Einstellung zu Essen und Ernährung kann Ihr allgemeines Wohlbefinden erheblich beeinflussen. Essen sollte ein angenehmes Erlebnis sein, keine lästige Pflicht. Hier sind einige Tipps, um Mahlzeiten angenehmer zu gestalten:

1. Essen Sie mit anderen: Gemeinsame Mahlzeiten mit Familie und Freunden können emotionale Unterstützung bieten und das Essen angenehmer machen.

2. Schaffen Sie eine angenehme Essumgebung: Decken Sie den Tisch, spielen Sie leise Musik und nehmen Sie sich Zeit, Ihr Essen zu genießen.

3. Seien Sie flexibel: An manchen Tagen haben Sie vielleicht nicht viel Appetit, und das ist in Ordnung. Konzentrieren Sie sich auf nährstoffreiche Snacks und kleine Mahlzeiten, die Sie ansprechend finden.

4. Feiern Sie kleine Erfolge: Ob Sie ein neues Rezept ausprobieren, eine Mahlzeit aufessen oder Ihr Gewicht halten, feiern Sie diese Erfolge. Jeder Schritt nach vorne ist ein Sieg.

Um mit Lebensmitteln ein starkes Immunsystem aufzubauen, müssen Sie mehr tun, als nur die richtigen

Nährstoffe zu sich zu nehmen. Es geht darum, eine nachhaltige, angenehme und nährstoffreiche Ernährungsweise zu entwickeln, die Ihren Körper in jeder Phase der Krebsbehandlung unterstützt.

Tipps zur praktischen Essensvorbereitung und -planung

Die Zubereitung und Planung von Mahlzeiten sind wirksame Strategien, die Krebspatienten dabei helfen, ein starkes Immunsystem aufrechtzuerhalten und ihren Nährstoffbedarf einfach und bequem zu decken. Das Planen und Zubereiten von Mahlzeiten im Voraus kann den Stress und Aufwand reduzieren, der mit dem täglichen Kochen verbunden ist, und sicherstellen, dass Sie auch an Tagen, an denen Sie sich müde oder unwohl fühlen, Zugang zu nahrhaften Mahlzeiten haben. Hier sind einige umfassende Tipps zur Zubereitung und Planung von Mahlzeiten, die Sie auf Ihrem Weg zu optimaler Gesundheit unterstützen.

Verstehen Sie Ihren Nährstoffbedarf

Bevor Sie mit der Zubereitung von Mahlzeiten beginnen, ist es wichtig, Ihren spezifischen Nährstoffbedarf zu verstehen. Krebspatienten benötigen oft eine Ernährung, die reich an Proteinen, Vitaminen und Mineralien ist, um die

Immunfunktion, die Muskelreparatur und die allgemeine Gesundheit zu unterstützen. Konsultieren Sie Ihren Arzt oder einen registrierten Ernährungsberater, um Ihren Ernährungsplan entsprechend Ihrer Behandlungsphase, Ihren Symptomen und Ihren persönlichen Vorlieben anzupassen.

Planen Sie Ihre Mahlzeiten um nährstoffreiche Lebensmittel herum

Konzentrieren Sie sich darauf, nährstoffreiche Lebensmittel einzubauen, die wichtige Vitamine, Mineralien und Antioxidantien liefern. Hier sind einige Lebensmittelgruppen, die Sie priorisieren sollten:

• **Proteine**: Mageres Fleisch, Geflügel, Fisch, Tofu, Bohnen, Hülsenfrüchte, Eier und Milchprodukte.

• **Gemüse**: Blattgemüse, Kreuzblütler, bunte Paprika, Karotten und Süßkartoffeln.

• **Obst**: Beeren, Zitrusfrüchte, Äpfel, Bananen und Melonen.

• **Vollkorn**: Brauner Reis, Quinoa, Hafer, Gerste und Vollkornprodukte.

• **Gesunde Fette**: Avocados, Nüsse, Samen, Olivenöl und fetter Fisch.

Erstellen Sie einen wöchentlichen Speiseplan

Ein gut strukturierter wöchentlicher Speiseplan hilft dabei, den Vorbereitungsprozess zu rationalisieren und sorgt für Abwechslung in Ihrer Ernährung. So erstellen Sie einen effektiven Speiseplan:

1. **Bewerten Sie Ihren Zeitplan**: Identifizieren Sie Tage, an denen Sie mehr Energie zum Kochen haben, und Tage, an denen Sie möglicherweise Fertiggerichte benötigen.

2. **Wählen Sie Rezepte**: Wählen Sie Rezepte, die einfach zuzubereiten sind, sich gut aufbewahren lassen und Ihren Nährstoffbedarf decken. Streben Sie eine Mischung aus gekochten Mahlzeiten, Salaten und Snacks an.

3. **Reste einplanen**: Integrieren Sie Reste in Ihren Speiseplan, um Lebensmittelabfälle zu minimieren und die Kochzeit zu verkürzen.

4. **Snacks einplanen**: Planen Sie gesunde Snacks wie Joghurt, Obst, Nüsse und Smoothies ein, um Ihr Energieniveau den ganzen Tag über stabil zu halten.

Erstellen Sie eine detaillierte Einkaufsliste

Sobald Sie Ihren Speiseplan haben, erstellen Sie eine detaillierte Einkaufsliste, um sicherzustellen, dass Sie alle notwendigen Zutaten haben. Gruppieren Sie die Artikel nach Kategorien (Obst, Milchprodukte, Getreide usw.), um den Einkauf effizienter zu gestalten. Großeinkäufe können auch kostengünstig sein und die Häufigkeit der Einkaufstouren reduzieren.

• In Chargen vorbereiten

Kochen in Chargen ist eine hervorragende Möglichkeit, mehrere Mahlzeiten auf einmal zuzubereiten. Nehmen Sie sich jede Woche ein paar Stunden Zeit, um große Mengen an Lebensmitteln zu kochen, die in einzelne Portionen aufgeteilt und im Kühlschrank oder Gefrierschrank aufbewahrt werden können. Hier sind einige Ideen zum Kochen in Chargen:

Suppen und Eintöpfe: Diese lassen sich leicht in großen Mengen zubereiten und gut einfrieren. Erwägen Sie die Zubereitung von Gemüsesuppe, Hühnereintopf oder Linsensuppe.

Aufläufe: Gerichte wie Lasagne, Shepherd's Pie und Gemüseaufläufe können im Voraus zubereitet und portioniert werden.

Getreide und Bohnen: Kochen Sie eine große Menge braunen Reis, Quinoa oder Bohnen und verwenden Sie diese als Grundlage für verschiedene Mahlzeiten während der Woche.

Proteine: Grillen oder backen Sie eine große Menge Hähnchenbrust, Tofu oder Fisch, die Sie zu Salaten oder Sandwiches hinzufügen oder als Hauptgericht essen können.

• Investieren Sie in hochwertige Aufbewahrungsbehälter

Die richtige Lagerung ist entscheidend, um die Frische und Qualität Ihrer zubereiteten Mahlzeiten zu erhalten. Investieren Sie in ein Set hochwertiger, BPA-freier Behälter in verschiedenen Größen. Glasbehälter sind eine ausgezeichnete Option, da sie langlebig sind und sowohl zum Aufbewahren als auch zum Aufwärmen verwendet werden können. Beschriften Sie jeden Behälter mit Inhalt und Datum, um den Überblick über Ihre Mahlzeiten zu behalten und Verderben zu vermeiden.

• Nutzen Sie den Platz im Gefrierschrank

Das Einfrieren zubereiteter Mahlzeiten ist eine großartige Möglichkeit, ihre Haltbarkeit zu verlängern und sicherzustellen, dass Sie immer gesunde Alternativen zur

Hand haben. Hier sind einige Tipps zum effektiven Einfrieren:

Portionskontrolle: Teilen Sie Mahlzeiten vor dem Einfrieren in einzelne Portionen auf. So können Sie ganz einfach nur das auftauen, was Sie brauchen.

Gefrierbrand vermeiden: Verwenden Sie luftdichte Behälter oder robuste Gefrierbeutel, um Gefrierbrand zu vermeiden. Drücken Sie vor dem Verschließen so viel Luft wie möglich heraus.

Flaches Einfrieren: Frieren Sie bei Suppen und Eintöpfen Portionen in flach liegenden Gefrierbeuteln ein. Das spart Platz und beschleunigt den Auftauprozess.

Beschriftung: Beschriften Sie jeden Beutel oder Behälter deutlich mit Inhalt und Datum, um den Überblick darüber zu behalten, was Sie in Ihrem Gefrierschrank haben.

• Frische Zutaten verwenden

Bei der Essenszubereitung ist es wichtig, frische Zutaten zu verwenden, um eine ausgewogene Ernährung beizubehalten. Hier sind einige Tipps, wie Sie Ihren vorbereiteten Mahlzeiten frische Zutaten hinzufügen können:

Salate: Salatzutaten vorwaschen und kleinschneiden, aber bis zum Verzehr getrennt aufbewahren. Gemüse, Toppings und Dressings in getrennten Behältern aufbewahren.

Frisches Obst: Obst wie Äpfel, Melonen und Beeren im Voraus in Scheiben schneiden und in luftdichten Behältern aufbewahren, um schnell einen Snack oder eine Mahlzeit zu sich zu nehmen.

Kräuter und Gewürze: Frische Kräuter und Gewürze können den Geschmack Ihrer Mahlzeiten verbessern. Geben Sie sie für maximale Frische erst kurz vor dem Servieren hinzu.

• Verwenden Sie Slow Cooker und Instant Pots

Slow Cooker und Instant Pots sind unschätzbare Hilfsmittel bei der Essenszubereitung. Sie ermöglichen Ihnen das Kochen großer Mengen an Essen mit minimalem Aufwand und halten Ihre Mahlzeiten warm, bis Sie sie verzehren möchten. Hier sind einige Essensideen:

Chili aus dem Slow Cooker: Kombinieren Sie Bohnen, Putenhack, Tomaten und Gewürze im Slow Cooker für ein herzhaftes Chili, das Sie für die ganze Woche portionieren können.

Reis und Bohnen aus dem Instant Pot: Kochen Sie eine Portion Reis und Bohnen im Instant Pot für eine vielseitige Basis, die in Schüsseln, Wraps oder Beilagen verwendet werden kann.

Hähnchen aus dem Slow Cooker: Würzen und kochen Sie Hähnchenbrüste im Slow Cooker, zerkleinern Sie sie dann und verwenden Sie sie in Salaten, Tacos oder Sandwiches.

• Gesunde Snackzubereitung

Zusätzlich zu den Hauptmahlzeiten ist es wichtig, gesunde Snacks zur Hand zu haben, um das Energieniveau aufrechtzuerhalten und Ihr Immunsystem zu unterstützen. Hier sind einige Ideen für die Snackzubereitung:

Energiebällchen: Machen Sie eine Portion Energiebällchen mit Hafer, Nussbutter, Honig und Trockenfrüchten. Lagern Sie sie im Kühlschrank für einen schnellen und nahrhaften Snack.

Gemüsesticks und Hummus: Vorgeschnittenes Gemüse wie Karotten, Sellerie und Paprika. Kombinieren Sie sie mit einzelnen Portionen Hummus.

Joghurtparfaits: Schichten Sie griechischen Joghurt mit frischen Beeren und Müsli in kleine Gläser für einen Snack zum Mitnehmen.

Studentenfutter: Kombinieren Sie Nüsse, Samen und Trockenfrüchte in Portionsbeuteln für einen praktischen und nährstoffreichen Snack.

Anpassung an Nebenwirkungen der Behandlung

Eine Krebsbehandlung kann verschiedene Nebenwirkungen verursachen, die Ihren Appetit und Ihre Fähigkeit zu essen beeinträchtigen. Passen Sie Ihre Mahlzeitenvorbereitung an diese Herausforderungen an:

• **Übelkeit:** Bereiten Sie milde, leicht verdauliche Lebensmittel wie Reis, Bananen und Toast zu. Ingwertee und Pfefferminze können auch Übelkeit lindern.

• **Wunden im Mund**: Konzentrieren Sie sich auf weiche, nicht säurehaltige Lebensmittel wie Kartoffelbrei, Haferbrei und Smoothies. Vermeiden Sie scharfe und knusprige Lebensmittel, die Wunden reizen können.

• **Geschmacksveränderungen**: Experimentieren Sie mit verschiedenen Geschmacksrichtungen und Texturen, um herauszufinden, was am schmackhaftesten ist. Marinieren Sie Proteine, verwenden Sie frische Kräuter und probieren Sie Dressings auf Zitrusbasis, um den Geschmack zu verbessern.

Hydratation

Eine ausreichende Flüssigkeitszufuhr ist entscheidend, insbesondere während der Krebsbehandlung. Integrieren Sie feuchtigkeitsspendende Lebensmittel und Getränke in Ihre Essenszubereitung:

• Aromatisiertes Wasser: Bereiten Sie Krüge mit Wasser vor, das mit Früchten wie Zitrone, Gurke und Beeren aromatisiert ist, um die Flüssigkeitszufuhr zu fördern.

• Suppen auf Brühenbasis: Machen Sie Brühen und Suppen, die nicht nur Flüssigkeit, sondern auch wichtige Nährstoffe liefern.

• Smoothies: Mischen Sie Obst und Gemüse mit Wasser oder Kokoswasser für ein hydratisierendes und nahrhaftes Getränk.

Flexibilität und Anpassung

Seien Sie bei Ihren Essensplänen flexibel und seien Sie bereit, sie an Ihr Energieniveau, Ihren Appetit und Ihre Geschmacksvorlieben anzupassen. Es ist in Ordnung, Rezepte und Essensbestandteile anzupassen, damit sie besser zu Ihrem aktuellen Befinden passen.

Suchen Sie sich Unterstützung

Die Essenszubereitung kann eine gemeinschaftliche Anstrengung sein. Holen Sie sich die Hilfe von Familienmitgliedern oder Freunden oder ziehen Sie in Erwägung, einen Essenszubereitungsservice zu beauftragen, wenn das in Ihr Budget passt. Dies kann einige der Belastungen lindern und sicherstellen, dass Sie eine stetige Versorgung mit nahrhaften Mahlzeiten haben.

Kontinuierliches Lernen und Anpassen

Die Essenszubereitung ist eine Fähigkeit, die sich mit der Übung verbessert. Lernen Sie weiter und passen Sie Ihre Methoden an, um sie besser an Ihre Bedürfnisse anzupassen. Nehmen Sie an Workshops teil, lesen Sie Bücher und holen Sie sich Rat bei Ernährungsexperten, um Ihre Techniken zur Essenszubereitung zu verbessern.

Kapitel 8: Einen nachhaltigen Lebensstil aufbauen

Gesunde Essgewohnheiten auch nach der Behandlung beibehalten

Krebs ist schwierig. Da gibt es nichts zu beschönigen. Diagnose und Behandlung können furchterregend und ermüdend sein, und wenn Sie diese Hindernisse überwunden haben, müssen Sie sich an das Leben nach dem Krebs gewöhnen.

Sie haben während Ihrer Krebsbehandlung möglicherweise Appetitverlust, Veränderungen in Ihrer Geschmacks- und Geruchswahrnehmung und Übelkeitsepisoden erlebt. Regelmäßiges Essen während der Behandlung mag Ihnen wie eine lästige Pflicht erschienen sein. Als Krebsüberlebender werden Sie jedoch wahrscheinlich Ihren Appetit zurückgewinnen.

Wenn Sie zu einem regelmäßigeren Tagesablauf zurückkehren, ist es wichtig, den Überblick darüber zu behalten, was und wie viel Sie zu sich nehmen. Einige Überlebende möchten nach einem zu großen Gewichtsverlust wieder an Gewicht zunehmen, während andere es vorziehen, ihr Gewicht nach der Behandlung zu halten oder sogar ein paar Pfund abzunehmen. Wenn Sie das Ende der Krebsbehandlung als Neuanfang nutzen, ist jetzt ein ausgezeichneter Zeitpunkt, sich auf die Entwicklung gesunder Essgewohnheiten zu konzentrieren.

1. Essen Sie kleinere und häufigere Mahlzeiten

Wenn Sie zunehmen müssen, haben Sie möglicherweise keinen Hunger auf eine große Mahlzeit oder ein Frühstück. Decken Sie stattdessen Ihren Kalorienbedarf, indem Sie den ganzen Tag über nahrhafte Mahlzeiten zu sich nehmen. Zum Frühstück gibt es vielleicht ein hartgekochtes Ei, gefolgt von einer Banane am Vormittag, dann eine Kugel Thunfischsalat zum Mittagessen und so weiter. Diese Methode kann Ihnen auch dabei helfen, zu viel zu essen, wenn Sie versuchen, Gewicht zu verlieren.

2. Experimentieren Sie mit verschiedenen Proteinquellen

Proteine sind die Bausteine des Lebens und ein wesentlicher Bestandteil jedes gesunden Ernährungsplans. Proteine tragen zum Muskelmasseaufbau sowie zur Zellreparatur und -regeneration bei. Da Proteine länger verdaut werden, bleiben Sie durch ihren Verzehr länger satt und Ihr Verlangen nach ungesunden Snacks wird reduziert. Zahl ist die Würze des Lebens und zum Glück können Sie Ihr Protein aus einer Reihe von Quellen beziehen, darunter rotes Fleisch, Fisch, Eier, Tofu, Mandeln, Bohnen und Käse.

3. Vermeiden Sie leere Kalorien

Möglicherweise müssen Sie mehr Kalorien zu sich nehmen, um an Gewicht zuzunehmen, aber nicht alle Kalorien sind gleich. Zucker und gesättigte Fette sind reich an Kalorien, können jedoch schädliche Auswirkungen auf die Gesundheit haben, wie Studien wiederholt gezeigt haben. Vermeiden Sie den Verzehr von zu viel verarbeiteten Mahlzeiten, Kohlenhydraten, Süßigkeiten und Getränken.

4. Vergessen Sie Ballaststoffe nicht

Die meisten Menschen wissen, dass Ballaststoffe Verstopfung vorbeugen und lindern können. Sie senken außerdem den Cholesterinspiegel und regulieren den Blutzuckerspiegel. Da ballaststoffreiche Lebensmittel eine geringere Energiedichte als andere Lebensmittel haben, enthalten sie weniger Kalorien als ballaststoffarme. Sie sind auch sättigender als ballaststoffarme Mahlzeiten, sodass Sie sich nach dem Verzehr länger satt fühlen. Obst wie Äpfel und Orangen, Gemüse wie Blumenkohl und grüne Bohnen, Vollkornprodukte wie Hafer und Weizenkleie sowie Hülsenfrüchte sind allesamt gute Ballaststoffquellen.

5. Verwenden Sie Gewürze

Wenn Sie immer noch langfristige Nebenwirkungen einer Therapie haben, die das Essen unangenehm machen (wie Übelkeit oder Geschmacksveränderungen), würzen Sie Ihre Mahlzeit, um sie appetitlicher zu machen. Zitronensaft, Zimt, Knoblauch, Dill und Rosmarin sind nur einige gesunde Gewürze, die den Geschmack fader Lebensmittel verbessern können. Obwohl Salz ein Gewürz ist, ist es wichtig, die Menge an Salz, die Sie täglich zu sich nehmen, zu begrenzen, um Ihre Herzgesundheit zu schützen.

6. Probieren Sie verschiedene Zubereitungsarten aus

Gemüse ist für eine ausgewogene Ernährung unerlässlich. Wenn Sie es gewohnt sind, es auf eine bestimmte Art zu essen und es Ihnen nicht besonders schmeckt, probieren Sie verschiedene Zubereitungsarten aus. Gemüse kann knackig und roh mit einem nahrhaften Dip wie gewürztem griechischem Joghurt gegessen werden, gedünstet und mit Käse bestreut oder gehackt und in Suppen, Hackbraten, Omeletts usw. gemischt werden. Darüber hinaus ist das Dämpfen, Backen und Grillen von Fleisch oder Fisch viel gesünder als das Braten oder Sautieren.

7. Essen Sie den Regenbogen

Die Farbtöne von Obst und Gemüse zeigen die vielen Nährstoffe an, die unser Körper benötigt. Wählen Sie frische Lebensmittel in verschiedenen Farbtönen, wie z. B. dunkelgrünes Blattgemüse, tiefgelbe Kürbisse, Orangen und rote Paprika.

8. Kaufen Sie am Rand ein

Frische Lebensmittel bieten den höchsten Nährwert. Wenn Sie Lebensmittel einkaufen, sollten Sie den Großteil Ihrer Einkäufe am Rand des Geschäfts tätigen. Dazu gehören oft der Gemüsebereich, die Fleisch- und Meeresfrüchtetheken und die Milchprodukteabteilung. Vermeiden Sie verarbeitete Lebensmittel, die oft in Dosen, Tüten und Kartons verpackt sind.

Kochtipps und einfache Rezepte für alltägliche Mahlzeiten

Wenn Sie zu müde oder krank sind, um Essen zu kaufen oder zuzubereiten, oder wenn Sie während der Behandlung Mahlzeiten auslassen, können die folgenden Vorschläge für schnelle Mahlzeiten und Snacks hilfreich sein. Einige davon erscheinen vielleicht nicht als gesunde Optionen, aber wenn Sie schwachen Appetit haben, ist es wichtig, sich auf proteinreiche, kilojoulereiche Lebensmittel und Getränke zu konzentrieren, um sicherzustellen, dass Ihr Körper die gesamte notwendige Energie erhält. Wenn Ihr Hunger zurückkehrt, können Sie wieder die Regeln für gesunde Ernährung befolgen. Vermeiden Sie Mahlzeiten, die behandlungsbedingte negative Auswirkungen verschlimmern könnten. Wenn Sie ein anderes Gesundheitsproblem haben, wie z. B. Diabetes, sind einige der Vorschläge möglicherweise nicht geeignet.

Jeder hat unterschiedliche Geschmacksknospen. Fragen Sie als Betreuer Ihren Krebspatienten immer: „Was essen Sie gerne?" Jeder hat seine Lieblingsgerichte und Vorlieben. Manche Menschen probieren lieber neue Küchen aus, während andere bestimmte Gerichte haben, an die sie gewöhnt sind. Lebensmittel werden verschwendet, wenn Sie etwas zubereiten, was der Krebspatient nicht probieren möchte.

Vermeiden Sie Ihre Lieblingsgerichte zwei Tage vor und drei Tage nach der Behandlung. Wenn Sie während der Chemotherapie krank werden, können Sie eine Abneigung gegen Lebensmittel entwickeln, denen Sie ausgesetzt sind.

Während der Krebstherapie können sich die Geschmacksnerven verändern. Dies geschieht häufig während der Behandlung. Zum Beispiel können Gerichte mit sehr wenig Salz für manche sehr salzig erscheinen. Bitten Sie als Betreuer um Kommentare und nehmen Sie es nicht persönlich, wenn dem Krebspatienten nicht gefällt, was Sie zubereitet haben. Es geht hier nicht um Sie. Es geht darum, etwas zuzubereiten, das Krebspatienten essen können.

Halten Sie die Portionen überschaubar. Eine Krebstherapie kann den Appetit von Krebspatienten verringern. Daher werden sie normalerweise dazu angehalten, über den Tag verteilt kleine Mahlzeiten zu sich zu nehmen. Der Blick in den Kühlschrank auf eine große Portion Hühnernudelsuppe kann einschüchternd und unappetitlich sein.

Verwenden Sie kleine Behälter oder Gefrierbeutel, um Lebensmittel in angemessenen Portionsgrößen für Snacks/Mahlzeiten aufzubewahren. Beschriften Sie den Inhalt und das Datum, wann das Gericht zubereitet wurde. Frieren Sie diese einzelnen Stücke ein, damit der Krebspatient sie je nach Lust und Hunger einzeln zu sich nehmen kann.

Verwenden Sie mineralreiche Brühe als Grundlage der Suppe. Eines der ersten Dinge, die Sie tun müssen, ist, einen großen Topf Magic Mineral Broth oder Bone Broth zuzubereiten. Dies dient als Suppengrundlage für alle Suppen für Krebspatienten.

Ich bewahre Quart-Behälter dieser Brühen in meinem Gefrierschrank auf, damit ich sie jederzeit herausholen kann, wenn ich Suppe zubereite.

Reichern Mahlzeiten auf natürliche Weise an. Viele Krebspatienten verlieren während der Behandlung an Gewicht und haben daher gelernt, ihre Ernährung mithilfe natürlicher Substanzen mit Kalorien anzureichern. Sie können beispielsweise Kokosnussöl und/oder Nussbutter zu Smoothies hinzufügen oder beim Anbraten von Gemüse für eine Suppe, die Sie zubereiten, einen oder zwei zusätzliche Esslöffel natives Olivenöl extra oder Ghee verwenden.

Wenn der Krebspatient Milchprodukte verträgt, kann pürierten Suppen Sahne hinzugefügt werden. Alternativ kann Kokosnussmilch, fettreiche Nussmilch oder Sahne (wie Macadamianussmilch oder Cashewcreme) verwendet werden.

Essen mit wunden Stellen im Mund und Schluckbeschwerden. Eine Krebstherapie kann zu wunden

Stellen im Mund und in manchen Fällen zu Ess- und Schluckbeschwerden führen. In diesen Fällen kann die richtige Konsistenz der Mahlzeiten hilfreich sein. Smoothies, pürierte Suppen und pürierte Mahlzeiten sind für Sie normalerweise leichter verdaulich. Die Konsistenz sollte nicht zu dünn (um ein Ersticken zu verhindern) oder zu dick (zu schwer zum Schlucken) sein. Wenn Sie Mundgeschwüre entwickeln, vermeiden Sie möglichst heiße und säurehaltige Nahrungsmittel (zum Beispiel Ingwer und Tomaten). Außerdem sind kalte oder zimmerwarme Nahrungsmittel normalerweise einfacher zu verzehren.

Essen trotz Übelkeit. Übelkeit ist einer der häufigsten Gründe, warum Sie das Essen vermeiden. Obwohl Medikamente gegen Übelkeit helfen können, leiden manche Menschen unter extremer Übelkeit und können längere Zeit nichts essen. Das Trinken einer nahrhaften Brühe über den Tag verteilt kann helfen. Eine Krebspatientin verlangte wöchentlich diese Hühnerbrühe mit Zitronengras und Ingwer und feinen Eiernudeln, da sie Schwierigkeiten beim Schlucken von Nahrung hatte. Jeder Krebspatient ist einzigartig, daher kann es einige Versuche erfordern, um herauszufinden, was am besten verträglich ist.

- Ideen für leichte Mahlzeiten und Getränke

Leichte Mahlzeiten

- Gebackene Bohnen auf Toast mit geriebenem Käse Getoastete Crumpets oder Muffins mit Käse und Obst
- Rührei oder pochiertes Ei auf Toast mit einem Glas Orangensaft.
- Thunfisch oder Sardinen auf Butterbrot mit frischen Tomaten
- Zu den Frühstücksoptionen gehören ein Omelett mit Käse oder Pilzen und Butterbrot oder Toast mit Käse, Avocado oder Erdnussbutter, belegt mit Bananenscheiben und Joghurt.
- Müsli oder getoastetes Müsli serviert mit Vollmilch und Joghurt.
- Haferbrei oder Milchreis mit Milch und Sahne.
- • Congee-Pfannkuchen oder French Toast mit Obst und Ahornsirup.
- Nährhaltige Getränke
- Angereicherte Milch kombiniert mit AktaVite, Milo oder Horlicks
- Bananen-Smoothie
- Mango-Lassi

- Heiße Schokolade

- Aromatisierte Milch

- Aprikosen-Zitronen-Crush

Ideen für Hauptmahlzeiten

- Frischer oder gefrorener Fisch mit Pommes und Salat Gegrillte Lammkoteletts, Kartoffelbrei mit Margarine oder Butter und Erbsen und Karotten

- Pasta mit Fertigsauce, wie Pesto oder Bolognese, und Käse.

- Käseauflauf mit Gemüse

- Zu den Mahlzeiten gehören Linsen-Dhal mit Chapatis oder Reis, grünes oder rotes Hühnchen oder Gemüsecurry mit Basmatireis und Lachs, Thunfisch oder Ei mit gekaufter Mayonnaise, Salat und gebuttertem Brötchen.

- Frische oder gefrorene Lasagne oder Moussaka.

- Zu den Optionen gehören Frittata oder Quiche sowie Lachs oder Tofu mit Soba-Nudeln.

- Mikrowellenkartoffeln mit gebackenen Bohnen und Käse.

- Ei, Tempeh und sautiertes Gemüse mit Gado-Gado-Dressing (Erdnuss-Dressing).

- In Falafel, Hummus und Salat einwickeln.

- Gelegentlich Essen zum Mitnehmen wie Nudeln, Pfannengerichte, Curry und Reis, Hamburger oder Pizza (vorausgesetzt, die Mahlzeit ist frisch zubereitet).
- Gekühlte Essensreste vom Vortag; aufwärmen, bis sie dampfen.

Snack-Ideen

Zu den optionalen Snacks gehören Käsecracker, Pitabrot mit Hummus, gebutterte Pikelets, Scones, Muffins, Fruchtbrötchen, Crumpets, Fingerbrötchen und Rosinentoast.

• Sellerie mit Frischkäse oder Erdnussbutter.

• Hartgekochte Eier.

• Trockenfrüchte und Nüsse.

• Jaffles, Sandwiches und Toast; probieren Sie Ei und im Laden gekaufte Mayonnaise, Käse, Erdnussbutter, Avocado, Lachs oder Thunfisch aus der Dose.

• Milchpuddings wie Rahmreis, Milchreis, Vanillesoße, Mousse und Schnellpuddings

• Obst (frisch, gefroren, gedünstet oder aus der Dose) mit Vanillesoße, Joghurt, Gelee, Eiscreme, Sahne oder Kondensmilch.

• Cremige Suppe mit extra Sahne und Butterbrot

• Heiße Pommes, Fischstäbchen oder Chicken Nuggets

• Instantnudeln mit Tiefkühlgemüse

• Kartoffelchips, Brezeln oder Maischips mit Dips wie Salsa oder Guacamole

• Joghurt- oder Eiscreme-Tiefkühlwurstbrötchen, Fleischpasteten, Samosas oder Frühlingsrollen.

Wenn Sie diese Mahlzeiten und Snacks in Ihren Alltag integrieren, können Sie sicherstellen, dass Sie genügend Nährstoffe aufnehmen, um Ihren Körper während der Behandlung zu unterstützen, auch an Tagen, an denen Sie sich nicht wohl fühlen. Passen Sie diese Ideen an Ihren individuellen Geschmack und Ihre Toleranz an und lassen Sie sich immer individuell von Ihrem Arzt beraten.

Eine positive Einstellung bewahren und Erfolge feiern

Eine positive Einstellung während der Krebsbehandlung ist für Ihr emotionales und körperliches Wohlbefinden unerlässlich. Es ist leicht, sich von den Herausforderungen überwältigt zu fühlen, aber wenn Sie Wege finden, positiv zu bleiben und kleine Erfolge zu feiern, kann dies Ihren Weg erheblich beeinflussen.

2022 feierte Dave seinen vierten Geburtstag – vier Jahre nach seiner Transplantation und nachdem er krebsfrei war. Es ist vier Jahre her, seit er sein Leben zurückbekommen hat. Es gab jedoch Zeiten, in denen es für Dave schwierig war, sich vorzustellen, hier zu sein, glücklich und gesund und das Leben wieder zu genießen.

Als bei Dave ursprünglich Akute Myeloische Leukämie (AML) diagnostiziert wurde, wollte er alles wissen: was die Blutwerte bedeuteten, wie die Medikamente hießen, warum er sie einnahm und wie sich die Behandlung auf seine Blutwerte auswirkte. Er war sehr analytisch und war fasziniert von seinem Körper und der Wissenschaft und Biologie dahinter.

Dave glaubt, dass die Leute alle Einzelheiten wissen wollen, weil das Verständnis der Blutwerte und dessen, was vor sich geht, ihnen hilft, sich ein wenig mehr unter Kontrolle zu fühlen.

„Wenn man an AML erkrankt, ist einer der ersten Gedanken: ,Was muss ich tun, um das zu besiegen?' Was kann getan werden und wie kann ich es unterstützen?"

Hier entstand der Großteil von Daves Ambitionen. Die Ärzte teilten ihm mit, dass selbst die kleinsten Übungen in seinem Krankenzimmer helfen würden, also setzte er sich das Ziel, täglich 30 Mal aus dem Sitzen aufzustehen, und steigerte dieses Ziel mit der Zeit allmählich.

Dave hatte nach der Behandlung wirklich Schmerzen im Mund, also achtete er darauf, alle 20 Dosen einzunehmen, als er ein Mundwasser bekam, das bis zu 20 Mal am Tag verwendet werden konnte! Sogar bei der Feuchtigkeitscreme, die sie ihm zur Pflege seiner Haut verschrieben, setzte er sich das Ziel, sie täglich eine bestimmte Anzahl Mal aufzutragen.

Wenn ihm jemals etwas gesagt wurde, das ihm helfen könnte, nahm er es an. Vielleicht lag es an seinem Wettbewerbsgeist oder seinem Wunsch, die Kontrolle zu haben, aber es half ihm durchzukommen.

Daves Familie half ihm auch, seine Mission zu finden. Seine Familie hatte mehrere Menschen an Krebs verloren. Dave hatte seinen Onkel Andy kurz vor der Diagnose an Krebs verloren und stand Andys Söhnen sehr nahe.

Es war also eine Motivation für ihn, für sie von der Norm abzuweichen – ein Vorbild für etwas Einzigartiges zu sein. Darauf konzentrierte er sich während der Behandlung.

„Aber wie kann man positiv sein, wenn man diese anstrengende Therapie durchmacht und überall, wo man hinschaut, eine neue Nebenwirkung oder eine neue Information der Ärzte auftaucht, die Bedenken aufkommen lässt?"

Dave und seine Frau waren beide besessen davon, ermutigende Filme anzuschauen und Erfolgsgeschichten von anderen Menschen mit AML zu hören. Sie wollten aufrichtige Menschen am anderen Ende der Straße sehen, den lebenden Beweis, dass es möglich war. Das motivierte Dave absolut; er war begierig darauf und suchte aktiv danach.

Daten zur Erfolgsrate bei AML? Dave war nicht daran interessiert, da sie ihm nichts nützten. Er würde das auf seine eigene Weise durchstehen.

Die Erfolgsgeschichten anderer Menschen inspirierten ihn zu dem Glauben, dass er es schaffen könnte.

Die zweite wichtige Maßnahme, die Dave zur Veränderung seiner Sichtweise ergriff, war, aktiv gegen die Vorstellung in seinem Gehirn anzukämpfen, dass Chemo ein Gift und die Therapie der Feind sei. Krebs ist der Gegner. Chemotherapie ist Ihr Medikament.

Es ist bekannt, dass es sich um eine Kombination extrem starker Medikamente handelt, die giftig und schädlich für den Körper sind – aber wenn sie wirkt, kann sie von Nutzen sein! Chemotherapie ist ein erschreckender Begriff, aber sie ist wirklich großartig, sogar lebensrettend.

„Als ich unter extrem akuter Steifheit litt und meine Beine so stark zitterten, sagte mein Arzt: ‚Denken Sie nur daran, was das mit der Leukämie macht – Ihre Rückfallwahrscheinlichkeit ist dank dieser Behandlung jetzt geringer.'"

Natürlich hat niemand die volle Kontrolle über das Ergebnis seiner Therapie, aber wir können unsere Sichtweise beeinflussen.

„Können Sie zum Beispiel stolz auf sich sein? Wenn Sie an AML leiden, erledigen Sie möglicherweise eine Reihe medizinischer Aufgaben, die Ihnen vorher nicht bewusst waren, wie die Pflege Ihres PICC-Katheters oder der Umgang mit Nebenwirkungen. Ohne medizinische Ausbildung ist es schwierig, all dies zu bewältigen, daher sollten Sie Ihre eigenen Stärken anerkennen."

Dave ist gerade stolz. Er ist stolz, auf der anderen Seite zu sein, ein Verfechter des NHS zu sein und seine Erfahrungen zu teilen, um anderen zu helfen. Da er weiß, dass er diese Kraft in sich trägt, glaubt er, dass sie ihm für immer erhalten bleiben und ihn durchs Leben führen wird. Alles, was er jetzt will, ist ein glückliches Leben mit seiner Familie.

Außerdem können Sie aus Daves Geschichte Inspiration und Kraft schöpfen, unabhängig davon, gegen welche Art von Krebs Sie kämpfen.

Jeder Krebsverlauf ist einzigartig, aber eine positive Einstellung zu bewahren und Erfolge zu feiern, sind universell wirksame Strategien. Ob Sie nun an AML, Brustkrebs, Lungenkrebs oder einer anderen Art leiden, die Prinzipien bleiben dieselben. Konzentrieren Sie sich auf das, was Sie kontrollieren können, setzen Sie sich kleine, erreichbare Ziele und freuen Sie sich über die kleinen Siege.

Verlassen Sie sich auf Ihr Unterstützungssystem, sei es Familie, Freunde oder Gesundheitsdienstleister, und suchen Sie nach Geschichten der Hoffnung und des Erfolgs. Diese Erzählungen können Sie inspirieren und daran erinnern, dass Sie in diesem Kampf nicht allein sind.

Denken Sie daran, dass Ihre Einstellung Ihren Weg erheblich beeinflussen kann. Wenn Sie die Behandlung als Mittel zur Heilung und nicht als Gegner betrachten, kann dies Ihre Einstellung und Ihr allgemeines Wohlbefinden erheblich verbessern. Feiern Sie jeden Meilenstein, egal wie klein, und erkennen Sie Ihre Stärke und Belastbarkeit an. Dieser positive Ansatz wird nicht nur Ihre Lebensqualität verbessern, sondern Ihnen auch die nötige Motivation geben, jeden Tag mit Mut und Entschlossenheit anzugehen. Ihre Reise ist eine Reise der Stärke, Hoffnung und des kontinuierlichen Fortschritts.

Wenn Sie sich dem Ende Ihrer Reise durch Optimale Ernährung für Krebspatienten nähern, wird deutlich, dass die Kraft der Nahrung über die bloße Erhaltung Ihres Körpers hinausgeht. Es geht um Ermächtigung, Heilung und das Feiern kleiner Triumphe auf dem Weg. Die richtige Ernährung kann ein mächtiger Freund in Ihrem Kampf gegen den Krebs sein, Ihr Immunsystem stärken,

Nebenwirkungen bewältigen und Ihre allgemeine Lebensqualität verbessern.

Denken Sie daran, dass dieses Buch nur ein Leitfaden, ein Ausgangspunkt ist. Ihre Reise ist einzigartig, also hören Sie auf Ihren Körper, suchen Sie Hilfe bei Ihrem Gesundheitsteam und seien Sie in Ihrem Ansatz anpassungsfähig. Feiern Sie Ihre Erfolge, egal wie klein sie sind, und seien Sie optimistisch, während Sie voranschreiten.

Bleiben Sie informiert, motiviert und vor allem optimistisch. Gemeinsam können wir den Weg zu mehr Gesundheit ebnen, eine nahrhafte Mahlzeit nach der anderen. Wir sind auf Ihre Stärke, Belastbarkeit und Ihr Streben nach Gesundheit bedacht.

Danke schön!